颈肩腰腿疼痛病自疗

主　编　马会荣　李立新

副主编　邓永盛　江慧杰　杨山峰　李军强

编　者　（按姓氏笔画排序）

王俊芳　白　博　刘　杨　刘安梅　闫立波

许　静　孙士轩　苏　娟　杜晓飞　李　杨

李　倩　李焕佳　杨俊霞　张　天　张丽芸

张建祥　陈海洋　陈银海　郑桥桥　孟　斌

孟永利　赵艳彬　祝中奇　贾　楠　徐　帅

徐　明　黄熙媛　曹惠旋　淮小芸　韩彦会

焦卫娜　路刘平　黎大鹏

第四军医大学出版社·西安

图书在版编目（CIP）数据

颈肩腰腿疼痛病自疗 / 马会荣，李立新主编 . — 西
安：第四军医大学出版社，2024.3
ISBN 978 - 7 - 5662 - 0992 - 4

Ⅰ . ①颈… Ⅱ . ①马… ②李… Ⅲ . ①颈肩痛—防治
②腰腿痛—防治 Ⅳ . ① R681.5

中国国家版本馆 CIP 数据核字（2024）第 055208 号

JINGJIANYAOTUI TENGTONGBING ZILIAO
颈肩腰腿疼痛病自疗

出版人：朱德强　　　责任编辑：张志成

出版发行：第四军医大学出版社
　　　　　地址：西安市长乐西路 169 号　邮编：710032
　　　　　电话：029 - 84776765　　　传真：029 - 84776764
　　　　　网址：https://www.fmmu.edu.cn/press/

制版：西安聚创图文设计有限责任公司
印刷：陕西天意印务有限责任公司
版次：2024 年 3 月第 1 版　　2024 年 3 月第 1 次印刷
开本：787×1092　1/16　　印张：14.5　　字数：200 千字
书号：ISBN 978 - 7 - 5662 - 0992 - 4
定价：80.00 元

　　颈肩腰腿疼痛相关疾病作为现代人的常见病、多发病，严重影响着人们的工作与生活。这类疾病的特点是：反复发作、迁延不愈，但严重程度却又不深，多数并未达到须住院进行外科学干预的程度。正是因为以上特点，让患病的人处境艰辛：一方面去医院看病，但没有有效手段予以根治；而不去医院看病，却又被慢性疼痛弄得身心俱疲，严重影响生活质量。

　　广大基层官兵的情况更为特殊：首先，高强度的军事训练以及淡薄的防护意识使得官兵颈肩腰腿疼痛相关疾病高发、多发；其次，由于工作性质的特殊性，官兵往往就医不够及时；第三，基层医疗设施、治疗手段相对有限。

　　从军30年，我长期从事特勤官兵颈肩腰腿疼痛相关疾病的诊疗工作，诊治官兵8万余人次，积累了丰富的诊疗经验；多次下基层巡讲、巡诊，了解基层官兵现实情况；参加国内各种疼痛相关疾病诊疗培训班，能集百家所长，不断改进治疗方法。

　　基于部队现实，在上述认识、观察与专业研究的基础上，我发现，基层官兵克服颈肩腰腿疼痛相关疾病最现实有效的方法是自疗互疗，同时加上避免疾病发生的一些预防性措施，才能真正提高生活质量，缓解去不去医院看、做不做手术、该吃什么药、该做什么治疗、治疗设备不足怎么办等各种突出矛盾。为此，我组织撰写了《颈肩腰腿疼痛病自疗》一书，尽量以通俗的语言、形象的图片，介绍一些简单的治疗方法，让官兵一看就懂，一学就会。同时，本书还介绍了营养食疗、保健操等预防保健措施，以期能够起到预防疾病的作用。

本书将颈肩腰腿疼痛相关疾病分解为颈部、肩部、腰部、腿部、核心肌群的评估与训练五大部分进行介绍，配备大量实操照片和穴位图，方便读者在对症治疗时理解疗法和找准穴位。希望本书能更加有效地指导广大官兵科学地对待疾病、治疗疾病，保持强健的身体，提升战斗力！

最后，祝您健康！

马会荣

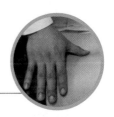
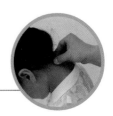
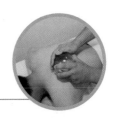
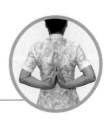

第五章　腿痛病的居家防治

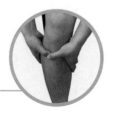

第六章　核心肌群评估与训练

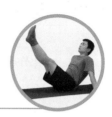

第一章

颈肩腰腿疼痛相关疾病的居家防治方法概述

颈肩腰腿疼痛相关疾病的病因分析

凡事有果必有因，要认识一个疾病，我们首先就要认识到为什么会得这个病。知道病因有两个好处：一是，我们知道该怎么治了；二是，我们知道怎么去预防了。中国传统医学经验丰富、博大精深，西方近代医学科学严谨、效果显著。二者对于疾病的看法都有其独到之处，也有各自的局限性。本节将两种医学关于颈肩腰腿疼痛相关疾病的病因加以整合，让读者对其有更清晰直观的印象。

外因

1. 外力伤害

外力伤害，顾名思义，是指外界暴力所致的损伤，这也是最常见的致病因素。

（1）**直接暴力损伤**　是指暴力直接作用于人体而造成的损伤。如摔伤、棍棒打击伤、撞伤、碾压伤等。这些损伤多有明显的外伤史，容易找到损伤的确切部位，也相对单纯，可以有针对性地开展治疗。

（2）**间接暴力损伤** 是指远离作用部位，因为暴力传导而导致的肌肉、筋膜、肌腱损伤。如在运动过程中突然改变运动方向而导致的肌肉急剧拉伸所致的肌肉拉伤。我们常见的扭伤、韧带撕裂也是间接暴力所致。这类损伤于体表多没有确切的伤痕，需要根据相应病史顺藤摸瓜地找到损伤的确切部位。

（3）**持续劳损** 是指反复地、长期地作用于同一部位的外力导致的损伤。如长期低头看手机导致的脖子疼，长期弯腰工作导致的腰肌劳损，打羽毛球、网球导致的网球肘，敲键盘导致的腱鞘炎等。这也是各种慢性颈肩腰腿疼痛相关疾病发生的最主要原因。

（4）**职业因素** 职业因素并不是颈肩腰腿疼痛相关疾病的直接诱因，但它的确间接导致了某些疾病的高发。长期用电脑办公的人容易得颈椎病、腱鞘炎；经常弯腰搬运东西的人容易发生腰部损伤；高强度的军事体能训练容易造成扭伤、骨折。这些联系都是显而易见的，所以从某种意义上来说，职业因素也是颈肩腰腿疼痛相关疾病发生和发展的致病因素之一。

2. 六淫侵袭

祖国传统医学认为大自然中存在着六种邪气，分别为风、寒、暑、湿、燥、火。暑、燥、火与中暑、上火相关，而我们所讲的颈肩腰腿疼痛相关疾病的病因则多与风、寒、湿相关。早在唐朝，蔺道人就在《仙授理伤续断秘方》内写到"损后中风，手足痿痹，不能举动，筋骨乖张，挛缩不伸"。这说明损伤后风寒湿邪可以从损伤的地方侵入人体，导致关节活动不利，肢体功能障碍。

（1）**阴阳失调** 阴阳学说是一种哲学思维，它认为：宇宙中所有事物都是阴阳对立统一的整体，它们的发生、发展、变化都是阴阳二气变化的结果。一个健康的人，阴阳二气应该是近似相等的，而且气血应该维持在一个高水平的状态。而六邪的侵入则会改变这一平衡状态，使人处于一种不健康的状态。

（2）**不通则痛**　经络学说是中医的经典理论，最早是在《黄帝内经》里提出的。人体的气血都是顺着经络运行周身，营养器官的。而外邪的侵袭会导致经络阻塞，使脏腑的气机闭阻，血脉瘀滞，从而导致身体的疾病反应。

（3）**不荣则痛**　"不荣则痛"是虚痛的基本病理。阴阳五行之气对应着五脏六腑，五脏六腑不荣，指的就是五脏六腑气血不足，脏腑气血不足就不能营养和滋润全身组织器官、四肢百骸，就会引起相应部位的疼痛。如肝阴虚会导致肋骨疼；肾阴虚会导致足跟疼、头疼；肾阳虚则会导致腰膝酸软而冷痛。

内因

一般来说，内因主要包括年龄、体质、相关部位解剖结构。

1. 年龄

不同年龄人员疼痛好发的部位与类型各不相同。比如小孩正在发育期，骨骼发育不全，又活泼好动，容易发生摔伤、扭伤、关节脱位；青壮年发育健全，承担的社会活动较多，容易发生肌肉韧带的扭伤、撕裂；老年人气血衰败、骨质疏松，青壮年时期累积的劳损也到达了积累爆发期，所以骨折以及各种慢性功能障碍性疾病都高发、多发。

2. 体质

体质的强弱也直接关系到疼痛的发生与否。人的先天因素都或多或少存在着差异，《灵枢·寿夭刚柔》曰："人之生也，有刚有柔，有弱有强。"早产儿容易生病，而足月儿生病的概率比早产儿低，这就是由于先天因素不一样造成的。但是先天体质的差异是可以通过后天的培养来弥补的，加强锻炼、均衡营养都能使人体质变强，从而减少疾病的发生。

3. 解剖结构

局部解剖结构异常会导致颈肩腰腿疼痛相关疾病的患病率增加。最常见的如脊柱侧弯容易导致腰肌劳损、平足容易导致足底筋膜炎等。而局部解剖结构的强弱也与损伤相关。同样的四肢，下肢髋关节局部解剖结构强大，有丰富的肌肉组织和粗大的韧带，很少发生疼痛；而上肢肩关节局部解剖结构则相对薄弱，损伤就会大量出现。

颈肩腰腿疼痛相关疾病的治疗方法

本节将对颈肩腰腿疼痛相关疾病的居家自疗方法做总体的介绍，在后续各个章节中我们将针对不同的疾病类型做出详细的介绍。

药到病除

1. 西药治疗

常用的颈肩腰腿疼痛相关疾病的止痛药多为非甾体抗炎药（nonsteroidal anti-inflammatory drugs, NSAIDs），其有解热、镇痛、消炎的作用，在临床上被广泛应用。在我国，NSAIDs 已经成为除抗生素外的第二大类药物。但 NSAIDs 存在潜在的心血管病和消化道出血风险，和滥用抗生素一样，这类药物的用药安全也面临着巨大的争论和挑战。

（1）阿司匹林　是世界上使用最广泛的解热镇痛消炎药，对风湿热有极好的疗效。口服给药 30min 起效，作用时间 3~5h。用于镇痛治疗时，成人每次 0.3~1.0g，每隔 3~4h 一次，每天总量不超过 3.6g；儿童

10~20mg/kg，每 6h 一次。

阿司匹林不良反应较多，最常见的有：①胃肠道反应；②过敏反应；③肾脏损害；④肝脏损害；⑤水杨酸反应。有严重肝功能不全、低凝血酶原血症、维生素 K 缺乏症、血友病、出血性溃疡史的患者禁用；哮喘、过敏体质、溃疡病、痛风、心功能和肝功能不全患者慎用。

（2）**布洛芬**　相对于阿司匹林，其副作用较少，是我国使用最为广泛的止痛药。它的适用范围广，可用于缓解各种慢性关节炎的急性发作或持续性的肿痛症状，可以治疗肩周炎、腱鞘炎、滑囊炎、运动系统损伤后的疼痛，还可以缓解牙痛、手术后疼痛、原发性神经痛等，亦可以作为成人和儿童的退烧药。

用于镇痛治疗时，成人口服用药量每次 0.4~0.6g，间隔 4~6h 一次，每日 3~4 次，每天总量不超过 2.4g；儿童 5~10mg/kg，每日 3 次。

不良反应较轻，偶有消化道不适、过敏反应，严重时也可导致消化道溃疡、出血和穿孔。过敏体质、孕妇、哺乳期妇女、哮喘患者禁用；消化道溃疡史，心、肝、肾功能不全者慎用。

（3）**吲哚美辛**　吲哚美辛作用机制与布洛芬相同，但其不良反应较多，使用率并不高。主要用于关节炎的治疗，因为它对于缓解关节炎导致的疼痛和肿胀有极好的疗效。

成人口服用药量每次 25mg，每日 3 次，疼痛缓解即可停药；儿童每日用量 1.5~2.5mg/kg，分 3~4 次口服，待有效后减至最低剂量。不良反应较多，包括：①胃肠道反应，如消化不良、胃痛、恶心、反酸，严重者可出现溃疡、出血、胃穿孔；②过敏反应，如哮喘、血管性水肿、休克；③肾损害，如血尿、水肿、肾功能不全；④神经系统，如头痛、头晕、焦虑、失眠、精神障碍、抽搐；⑤造血系统，如再生障碍性贫血、白细胞减少、血小板减少；⑥各型皮疹。

消化性溃疡、癫痫、帕金森病、精神病、肝肾功能不全、哮喘患者禁用；

高血压、心脏病、有出血倾向者及孕妇慎用。

（4）**塞来昔布和美洛昔康** 塞来昔布和美洛昔康的止痛效果稍弱，由于它们是选择性 COX-2 受体抑制剂，所以治疗剂量不会引起因 COX-1 受体抑制导致的胃肠道反应和血小板抑制等副作用，常用于消化道不适患者的止痛治疗。

塞来昔布口服成人剂量：100~200mg，每日 2 次。常见不良反应为上腹部疼痛、腹泻、消化不良。对非甾体抗炎药和磺胺类药物过敏的患者禁用。

美洛昔康口服成人剂量：5~10mg，每日 1 次。少数患者使用后出现胃肠道不适、头晕等症状，但随后即可消失。对非甾体抗炎药和磺胺类药物过敏的患者、15 岁以下患者、孕期妇女、哺乳期妇女禁用。

2. 几种常用西药成分的药膏、膏药

（1）**扶他林软膏** 药品名为双氯芬酸二乙胺乳胶剂，可用于缓解肌肉、软组织的扭伤、拉伤、挫伤、劳损以及腰背部损伤引起的疼痛。

用法：外用，取适量乳膏，于痛处皮肤轻轻搓揉，使药物渗透皮肤，每日 3~4 次。

（2）**吲哚美辛贴片** 主要成分为吲哚美辛，用于缓解各类软组织损伤引起的疼痛。

用法：外用，贴于患处，每日 1~2 次。

（3）**复方水杨酸甲酯薄荷醇贴剂** 本品为复方制剂，主要成分有水杨酸甲酯、薄荷醇、维生素 E、樟脑。它可以用于缓解肌肉疲劳、颈肩部疼痛、腰痛、肌肉和肌腱扭伤、关节疼痛、肌肉疼痛以及冻疮。

用法：外用，贴于患处，每日 1~2 次。

（4）**氟比洛芬巴布膏** 主要成分为氟比洛芬，对于骨关节炎、肩周炎、肌腱及腱鞘炎、网球肘、外伤导致的疼痛都有很好的镇痛消炎作用。

用法：外用，贴于患处，每日 1~2 次。

3. 中药治疗

中国传统医学传承几千年，给我们留下了很多卓有疗效的方剂。中药治疗颈肩腰腿疼痛，是在辨证施治的基础上具体贯彻内外兼治的主要手段。它是通过八纲、气血、脏腑、经络以及卫气营血的辨证，确定相应的治疗方法，选择对应有效的方药而展开治疗的。我们会在后续章节针对不同的病征给出相应的中药方剂供读者参考。

（1）**敷贴法** 敷贴法是将中药制作加工后，直接敷贴在患处，使药力直达病变部位而发挥作用的一种方法。它具有靶向给药、透皮吸收、适应证广、给药方便、易于推广等优点，主要包括：膏药、药膏、药粉。市面上的膏药数不胜数，如：消痛贴膏、伤湿止痛膏、云南白药膏等。它们的主要成分和功效都大同小异，大家可以凭自己的喜好选择。由于敷贴膏药经常会导致皮肤过敏，所以一定要选择对自己过敏反应较小的膏药，敷贴的时间也不宜过长。

（2）**搽擦法** 搽擦法是将中药制成酒剂、油膏、油剂，涂抹于伤口后，辅以揉擦等方法来缓解疼痛的方法。我们常用的跌打酒、红花油、按摩乳膏就属于这一类。

（3）**熏洗法** 是将相应中药方剂通过煮沸，用药物蒸汽直接熏蒸患处，或将药物冷却至适宜温度，直接擦洗患处的方法。民间常用的红花水泡脚即属于这一方法。

（4）**热熨法** 热熨法是一种结合了中药的热疗法。是将一些具有活血化瘀、温经通络作用的药物加热后用纱布包裹，热熨于患处，可以使药力更好地深入患处，并且加快血液循环而达到促进吸收的目的，作用范围更广，效果也更为显著。

（5）**丸、散、汤剂内服法** 使用特定的中药材制作成丸、散、汤剂口服也能起到很好的治疗效果。但口服中药过量容易产生严重的肝肾损害，很多方剂需要由专业的中医开具，规定食用剂量和方法。为避免乱用药产生不良反应，损害身体，本书对于这一方面内容不做过多的阐述，只列举个别经典方剂。目前市场上的许多中成药制品，比如云南白药胶囊、尪痹胶囊、金骨莲片等，都有着很好的疗效和口碑，可以用来对症治疗。

（6）**食疗** 食疗又称食治，是来源于中医的一种治疗方法。食疗是将食物和药物相配合，通过烹饪加工，把药物当食物，具有一定的治疗效果。药膳既有营养，又避免了药物苦涩难咽的缺点，可以保健强身、防病治病、延年益寿。我们最常食用的饺子，其实是由东汉名医张仲景发明，被用来治疗寒疾的。食物与中药材其实分不了家，没有明确的界限，通过科学的饮食调配，完全可以达到预防疾病、治疗疾病的效果。在本书中，我们会给大家介绍一些经典的食疗方案，让大家能够吃出健康！

点穴法治疗颈肩腰腿痛

看过武侠小说的人都知道，江湖上流传着一种神奇的"点穴大法"，高手出其不意地一点，人就无法动弹，不仅能控制定身的时间，甚至还有可怕的一点就死的"死穴"。现实当然不是这样，但是穴位确实是中医传承下来的对人体机能反应有特殊效果的体表定位点。有些穴位有保健作用，有些却会导致危险的生理反应。本书将分章节详细地向大家介绍不同部位疾病的保健穴位，让大家都能学会"点穴大法"。

1. 徒手找穴法

穴位的具体位置在后文中都会有相应的穴位图对照，我们先来了解一下找穴位的方法。事实上穴位并不一定是特别准确的一个点，它也可能是一个面，而且会随着个人的高矮胖瘦，变化位置。只要找到穴位并且按压时局部产生酸胀的感觉，那么穴位的位置也就八九不离十了。

（1）**触摸法**　用大拇指指腹或者其他四指、手掌触摸皮肤，与病变组织器官对应的穴位皮肤有粗糙感，或是有针尖刺痛感，也有些可能会有硬结感。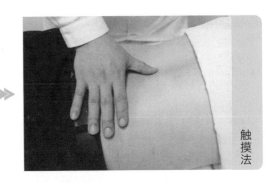

触摸法

（2）**抓捏法**　用示指和大拇指轻捏，当捏到特定的穴位时，被测者会感到特别疼痛。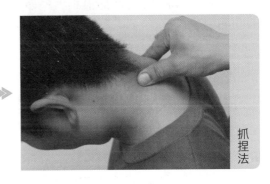

抓捏法

（3）**按压法**　对于用上述两种方法找到的穴位，再以按压法确认，即用大拇指指腹进行按压，被测者出现酸麻胀痛的感觉，穴位便是找到了。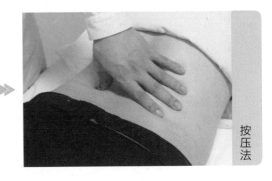

按压法

2. 病变部位对应穴位的特殊表现

当人体有相应的疾病时，病变部位对应穴位的感觉是不一样的。还好人体是一个相对对称的结构，我们可以通过按压对称的穴位来对比两者的差别，从而更直观地了解病情。

（1）**敏感**　轻压穴位，患者能感觉到酸麻胀痛，甚至会循经传导一定的距离。

（2）**周围组织松弛、凹陷或坚硬** 与衰弱的器官对应的穴位往往显得松弛、虚浮，而慢性软组织损伤往往可以触及隆起或者有坚硬感。

（3）**穴位及皮下出现反应物** 在穴位和皮下有时可以触及砂砾样、条索样的感觉，这就是出现了反应物，它一般是固定的，不会移动的。一般这样的反应物都很小，最多如米粒大小，如果出现很大的肿块，很可能是脂肪瘤或者囊肿，此时切记不可以随意按压。

3. 常用的点压器具

最好用的点穴工具就是我们的手，不管感觉还是力量都是最容易掌控的。当然，生活中的很多东西都是可以拿来利用的，现在向大家介绍几种：

（1）**笔** 适合面积较小的穴位，比如手掌、脚掌。可以准确地进行定点按压，力量容易掌握，但不要选用太细的笔，也不要按压过重，以免造成损伤。

（2）**圆柱形物体** 杯子、酒瓶都可以用来点压。它们适用于头面部和脚底板的大面积多穴位的治疗，要采用滚动的办法，速度要慢，力量要适宜。

（3）**球形小物体** 煮熟的鸡蛋、核桃都可以用来点压，适用于手臂、腹部、腿部和背部。将球形小物体置于掌心下，按压到穴位，用掌心的力量控制其滚动。要用手稳住物体，紧贴穴位，防止滑动，但力量不能太大，特别是鸡蛋，不要将其按碎了。

（4）**梳子、毛刷** 适用于全身肌肉较厚的部位，将带齿的一端对准穴位进行拍打，可以让肌肉放松，还可以改善血液循环。不能用前端过于锐利的工具，并且力量要适度，勿伤害皮肤。

4. 点穴常用手势

（1）**用两手拇指指腹按压穴位**
左右手的拇指并拢，以拇指指腹
来指压穴位。要尽量伸直手指关
节，其他四个指头起固定支撑的
作用。

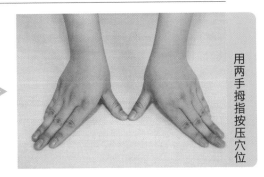

用两手拇指按压穴位

（2）**用单手拇指指尖按压穴位**
弯起拇指，用其余四指固定在皮
肤上，拇指指尖均匀用力按压。

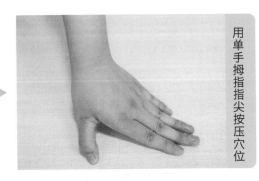

用单手拇指指尖按压穴位

（3）**用三个手指按压穴位**　将示
指、中指、无名指并拢进行指压。

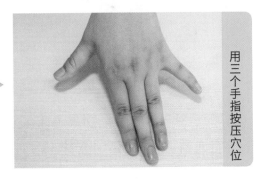

用三个手指按压穴位

（4）**以指关节按压穴位**　握紧拳
头，用示指远端指关节做指压。

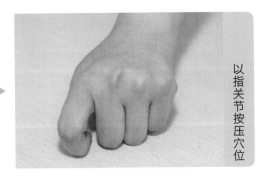

以指关节按压穴位

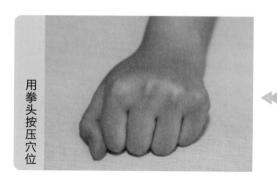

用拳头按压穴位

（5）**用拳头按压穴位** 紧握拳头，以突出的关节做指压。这个方法非常适用于自己徒手做背部指压。

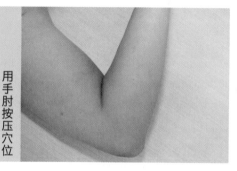

用手肘按压穴位

（6）**用手肘按压穴位** 手臂弯曲，用手肘顶住穴位，依靠身体的重力来按压穴位。

5. 点穴的注意事项

（1）**点穴前** 注意卫生，包括穴位周围皮肤的卫生、手卫生与点穴器具的卫生，用手按的时候指甲要剪短，以防止造成皮损而引起感染。

（2）**点穴中** 要选取舒适的姿势，可以左右手轮流交替进行，避免过度疲劳，力道要平稳，不要忽快忽慢。

（3）**点穴后** 要喝温水，以促进新陈代谢，排出毒素；要注意保暖，避免风寒侵袭。

家庭拔罐

中医认为拔罐可以拔出人体的火毒、湿气，属于泄法的一种。颈肩腰腿疼痛相关疾病多为风寒湿气入体，通过拔除湿气，可以起到平衡阴阳、舒筋活血的作用，从而可以减轻疼痛，恢复健康。

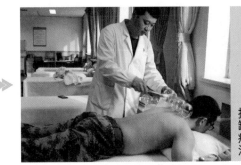

拔罐疗法

1. 罐具的选择

常见的罐具有竹罐、陶罐、玻璃罐、橡胶罐、抽气罐，患者可以根据现实情况进行选择。火罐相对来说治疗效果好，但需要准备的材料多，且需要人配合，所以基层部队官兵自我保健我们推荐还是用橡胶罐和抽气罐。

2. 留罐时间与疗程

建议留罐 10min，隔天拔罐 1 次，8~10 次为一个疗程。一个疗程结束后如果症状没有完全缓解，可间隔两周以上开始下一疗程。

3. 不适宜拔罐的人群和部位

（1）急性骨关节损伤有关节水肿的患者；

（2）皮肤病、严重过敏、有伤口的患者；

（3）经期、妊娠期、哺乳期的妇女；

（4）有出血倾向的患者；

（5）7 岁以下孩童和 70 岁以上的老人；

（6）精神疾病患者；

（7）心力衰竭、肝硬化、活动性肺结核、水肿的患者；

（8）眼、耳、乳头、前后阴、心脏搏动处、毛发过多、骨骼凹凸不平的部位。

4. 走罐法

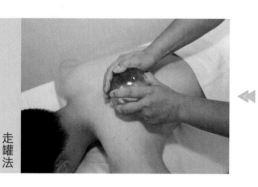

走罐法

走罐法是一种特殊的拔罐方法，又称推罐法或行罐法，多用于胸背部、腹部、大腿等肌肉丰满、面积较大的部位。操作时常先在走罐部位涂抹液状石蜡等润滑剂，随后用闪火法将火罐吸上皮肤，双手拿罐，贴紧皮肤，顺经络来回推罐，或围绕穴位旋转推罐。

家庭刮痧

刮痧是传统医学精华之一，它的方法独特、操作简单易学、取材方便、效果显著，深得广大群众的喜爱。在当今养生保健越来越受关注的情况下，很多家庭都开始采用这种方法自我治疗和保健。

1. 刮痧的用具

各种材质的刮痧板（玉质、牛角更佳）、陶瓷汤勺、硬币、嫩竹板。

2. 润滑剂

刮痧时要使用润滑剂润滑，减少阻力，以免损伤皮肤。通常使用的润滑剂有：香油、食用油、扶他林软膏、冬青膏、猪油、专用刮痧油。

3. 常用的体位

不同的刮痧部位要采用不同的体位，常用的体位有：仰卧位、俯卧位、侧卧位、正坐位、俯坐位和站立位。

4. 刮痧方法

（1）**面刮法**　刮痧板向刮拭的方向倾斜 30°~60°，将刮痧板的 1/2 长边或全部长边接触皮肤，自上而下或从内到外向同一方向直线刮拭。

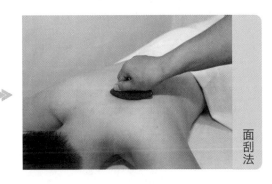

面刮法

（2）**平刮法**　手持刮痧板，向刮拭的方向倾斜的角度小于 15°，向下的按压力度要大，刮拭速度要缓慢。

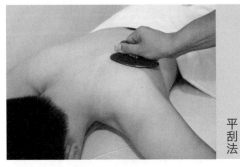

平刮法

（3）**角刮法**　用刮板的角部在穴位处自上而下刮拭，刮板面与皮肤呈 45°，不宜过于生硬，避免用力过猛伤害皮肤。

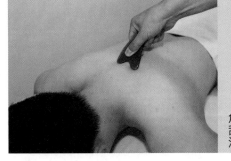

角刮法

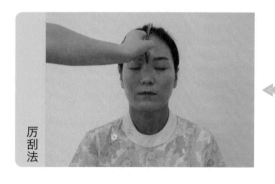

厉刮法

（4）**厉刮法** 刮痧板角部与刮拭部位呈 90°，刮痧板不离皮肤施力，在约 1 寸长皮肤上做短间隔前后或左右摩擦刮拭。

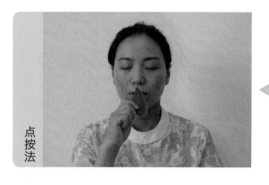

点按法

（5）**点按法** 将刮痧板角部与要刮拭部位呈 90°，向下按压，由轻到重，逐渐加力，片刻后快速抬起，多次反复。

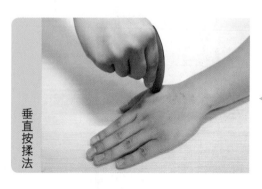

垂直按揉法

（6）**垂直按揉法** 类似于穴位按摩，将刮痧板的边缘以 90° 按压在穴区上，慢速按揉。

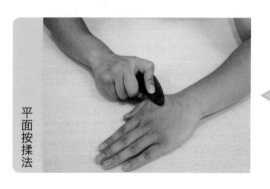

平面按揉法

（7）**平面按揉法** 平面按揉法是将刮痧板的边缘与皮肤接触，角度＜20°，与皮肤不分开，慢速按揉。

别抽烟了，点个艾灸吧

艾灸是用点燃的艾条灸烤人体穴位的中医疗法。这种疗法可以追溯到远古时代，在我国医学史上起到重要的作用。艾灸的治疗方式是综合的，包括穴位刺激、热疗、药物渗透等诸多因素。因此，艾灸是一种多因素影响、相互补充、共同发挥治疗效果的综合疗法。

1. 艾灸方法

（1）**直接灸**　直接灸就是把艾柱直接安放在皮肤上施灸的一种方法。由于这样不好掌握时间，容易烫伤皮肤，所以不建议用于家庭自我治疗。

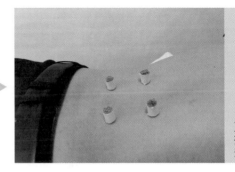

直接灸

（2）**间接灸**　间接灸又称隔物灸，是在艾柱与皮肤之间隔垫某种物品，常用的有姜片、蒜瓣。这种方法既可以防止烫伤皮肤，又能使姜、蒜的治疗成分发挥作用，是常用的艾灸手段。

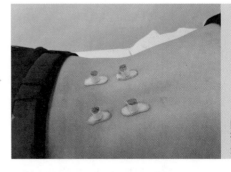

间接灸

（3）**艾条灸**　艾条灸是将艾条点燃，靠近穴位进行熏灸的一种方法。点燃的艾条燃烧方式和香烟类似，可以持续很长时间。适合轮流重复熏灸多个穴位，是最方便、最常用的艾灸手段。

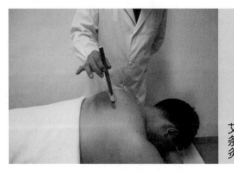

艾条灸

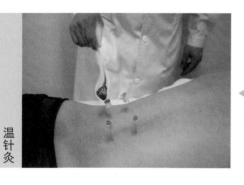

温针灸

（4）**温针灸**　这是将针灸与艾灸结合的一种办法，可以将艾灸的热力传到深层组织。但这需要一定的中医专业知识进行操作，不适合家庭自我治疗。

2.艾灸的禁忌

清代医学著作《针灸逢源》中记载了 47 个禁忌穴位，大部分位于头面部、重要脏器和表浅大血管附近，以及皮薄、肌少、筋肉结聚的部位，这些部位使用艾灸会造成不良的效果。但随着医学的进步，近几年中医认为，禁忌穴只有晴明穴、素髎穴、人迎穴、委中穴 4 个，不过乳头、会阴等皮肤薄而敏感的区域最好不要艾灸，特别是孕妇。

艾灸的过程中一定要注意防火，艾灸结束后一定要确保熄灭艾灸条。由于艾灸条是隐燃，所以经常看似灭了其实还会复燃，有造成火灾的危险，所以正确的做法是将点燃过的艾灸条一端用剪刀剪掉，泡在水中，彻底熄灭。

手疗、足疗

手疗与足疗是基于传统中医而发展出来的一种全新的理论，它们的主体思想是人体的各个部位都在手足有着相应的投影点，不仅能够通过投影点的变化诊断相应的疾病，还能通过投影点的针灸、按摩、理疗等方法来治疗疾病。这是民间智慧的结晶，实践证明也有一定的疗效。本章将对这两种方法做一个整体的介绍，在后续章节就颈肩腰腿疼痛相关疾病的治疗方法进行分类讲解。

（一）足部穴位及反射区

1. 足部养生的 14 个特效穴位取穴要领

（1）**解溪** 正坐，一腿屈膝，脚部后移，用同侧的手掌抚于膝盖处，拇指在上、四指指腹循胫骨直下至足腕处，在系鞋带处、两筋之间的凹陷处。

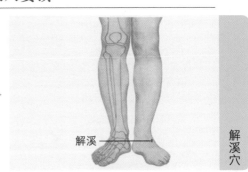

（2）**隐白** 正坐，把脚抬起，放置在另一条大腿上。用另一侧手大拇指按压足大趾内侧趾甲旁 0.1 寸即是。

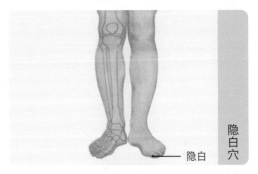

（3）**太白** 正坐，把脚抬起，放置在另一条大腿上，以另一侧手的大拇指按脚的内侧缘，靠近足大趾的凹陷处即是。

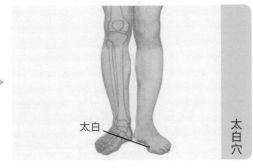

（4）**公孙** 正坐，将右足翘起放在左腿上，将另一侧手的示指与中指并拢，中指位于足内侧大趾的关节后，示指所在的位置即是。

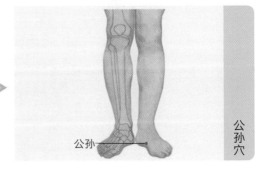

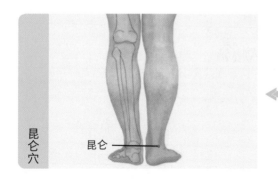

昆仑穴

昆仑

（5）**昆仑** 正坐垂足，将脚稍向斜后方移至身体侧边，脚跟抬起。用同侧手四指在下、掌心朝上扶住脚跟底部。大拇指弯曲，指腹置于外脚踝后的凹陷处，大拇指所在位置即是。

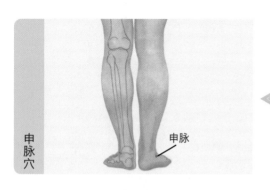

申脉穴

申脉

（6）**申脉** 正坐垂足，将要按摩的脚稍向斜后方移至身体侧边，脚跟抬起。用同侧手四指在下、掌心朝上扶住脚跟底部。大拇指弯曲，指腹置于外脚踝直下方凹陷处，大拇指所在之处即是。

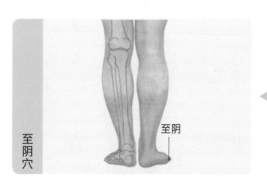

至阴穴

至阴

（7）**至阴** 正坐垂足，将要按摩的脚抬起放在凳子上。脚趾斜向外侧翘起。俯身弯腰，同侧手四指握脚底，掌心朝上，拇指弯曲，置于足小指端外侧，指甲角旁，拇指指尖所在之处即是。

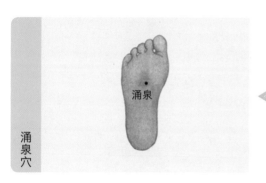

涌泉穴

涌泉

（8）**涌泉** 正坐，翘一足于另一膝上，掌心朝上，用另一只手轻握，四指置于足背，弯曲大拇指按压处即是。

（9）太溪　正坐，抬一足置于另一条腿的膝盖上。用另一手轻握，四指置于脚腕，弯曲大拇指按压处即是。

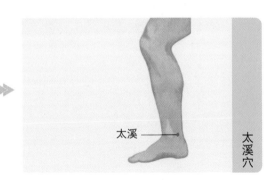

（10）足临泣　坐姿垂足，将一足置于座椅上，用同一侧手，四指在下，轻握右脚外侧。大拇指对准第四趾、第五趾趾缝尽头。大拇指指腹所在处即是。

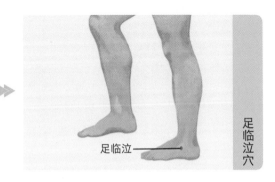

（11）足窍阴　正坐垂足，抬右足翘置于座椅上，伸右手，轻握右脚趾，四指在下，弯曲大拇指，用指甲垂直轻轻掐按处即是。

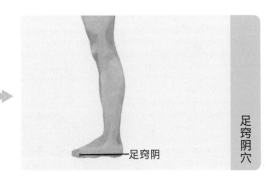

（12）大墩　正坐垂足，屈曲右膝，抬右足置于椅上，用右手轻握右脚趾，四指在下，弯曲大拇指，指甲尖垂直掐按的穴位即是。

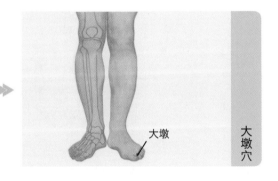

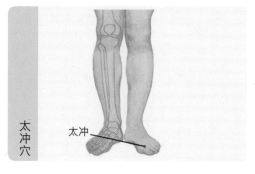

太冲穴

（13）**太冲** 正坐垂足，屈曲右膝，抬右足置于座椅上，举右手，手掌朝下置于脚背，弯曲中指，中指指尖所在的位置即是。

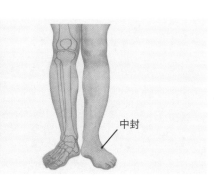

中封穴

（14）**中封** 正坐，将右脚置于左腿上，左手掌从脚后跟处握住，四指在脚后跟，拇指位于足内踝前，拇指的位置即是。

2. 足部的反射区对照图

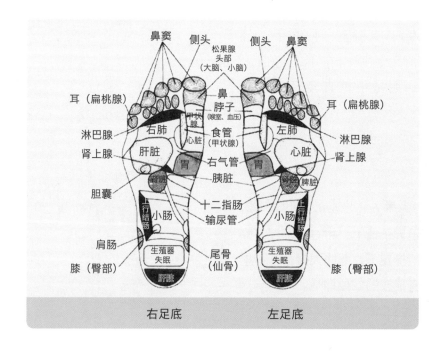

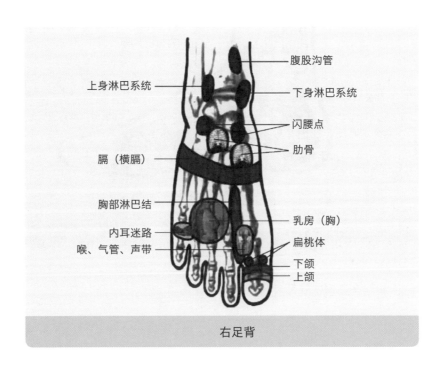

右足背

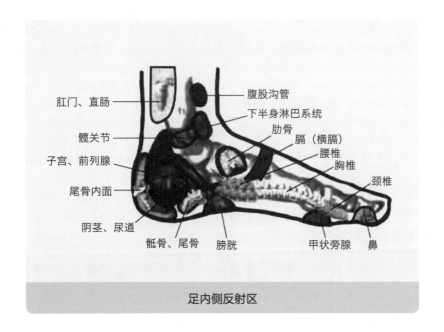

足内侧反射区

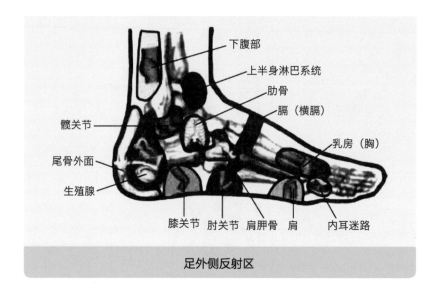

下腹部
上半身淋巴系统
肋骨
膈（横膈）
乳房（胸）
髋关节
尾骨外面
生殖腺
膝关节　肘关节　肩胛骨　肩　内耳迷路

足外侧反射区

（二）手部穴位及反射区

1. 手部主要穴位功效与取穴

（1）尺泽

主治：肺结核、咯血、肺炎、支气管炎、支气管哮喘、咽喉肿痛、肘关节病、脑血管意外后遗症、前臂痉挛、肩胛神经痛、精神病、小儿抽搐、感冒、心悸。

定位：肘横纹中，肱二头肌腱桡侧凹陷处。

（2）太渊

主治：咳嗽、气短、胸痛、咯血、咽喉肿痛、扁桃体炎、肺炎、脉管炎、肋间神经痛、桡侧腕关节痛、膈肌痉挛。

定位：腕掌侧横纹桡侧，桡动脉搏动处。

（3）孔最

主治：潮热、咳嗽、哮喘、咯血、气逆、咽痛、肘臂痛、屈伸困难。

定位：前臂掌面桡侧，尺泽与太渊连线上，腕横纹上7寸处。

（4）列缺

主治：伤风、感冒、咳嗽、哮喘、偏头痛、牙痛、面神经麻痹、三叉神经痛、颈椎病、脑血管意外后遗症、腕关节周围软组织损伤。

定位：前臂桡侧缘，桡骨茎突上方、腕横纹上 1.5 寸处。

（5）经渠

主治：发热、胸痛、气管炎、支气管哮喘、咽喉肿痛、扁桃体炎、肺炎、手腕痛、桡神经痛。

定位：前臂掌面桡侧，桡骨茎突与桡动脉之间凹陷处，腕横纹上 1 寸。

（6）鱼际

主治：咳嗽、咯血、咽喉肿痛、感冒、扁桃体炎、支气管炎、支气管哮喘、多汗症、鼻出血、手指肿痛。

定位：手拇指后凹陷处，约为第一掌骨中点桡侧。

（7）少商

主治：扁桃体炎、咽喉肿痛、咳嗽、腮腺炎、感冒、支气管炎、鼻出血、发热、咯血、肺炎、休克、癫狂、失眠、癔症、牙龈出血、舌下肿瘤、口颊炎、盗汗、手指痉挛。

定位：手拇指末节桡侧，距指甲角 0.1 寸处。

（8）曲泽

主治：心悸、心绞痛、风湿性心脏病、心肌炎、胃痛、呕吐、急性胃肠炎、热病、烦躁、支气管炎、咳嗽、中暑、肘臂痛、上肢颤动、小儿舞蹈病。

定位：肘横纹中，肱二头肌尺侧缘。

（9）大陵

主治：心肌炎、心内膜炎、心外膜炎、心动过速、神经衰落、失眠、癫痫、精神分裂症、肋间神经痛、胃痛、呕吐、胃炎、胃出血、腕关节及周围软组织疾病、胸肋痛、足跟痛。

定位：腕横纹的中点处，位于掌长肌与桡侧腕屈肌腱之间。

（10）郄门

主治：心烦、心绞痛、心悸、胸闷、心肌炎、风湿性心脏病、癔症、癫狂、精神病、咯血、呕血、鼻出血。

定位：前臂掌侧，曲泽与大陵的连线上，腕横纹上5寸。

（11）间使

主治：风湿性心脏病、心绞痛、心肌炎、心内膜炎、心外膜炎、精神分裂症、癔症、癫痫、脑血管意外后遗症、胃痛、呕吐、胃炎、荨麻疹、腋肿、肘部痉挛、臂痛。

定位：前臂掌侧，在曲泽与大陵的连线上，腕横纹上3寸，掌长肌腱与桡侧腕屈肌腱之间。

（12）内关

主治：风湿性心脏病、心绞痛、心内膜炎、心肌炎、心外膜炎、心动过速、心动过缓、心律不齐、血管阻塞性脉管炎、高血压、胃炎、胃痉挛、肠炎、痢疾、急性胆道疾病、抑郁症、癫痫、失眠、血管性头痛、多发性神经炎、甲亢、哮喘、肘臂挛痛。

定位：在前臂掌侧，在曲泽与大陵的连线上，腕横纹上2寸，掌长肌腱与桡侧腕曲肌腱之间。

（13）劳宫

主治：脑血管意外、昏迷、癫狂、癔症、惊厥、黄疸、口臭、口疮、食欲不振、手癣、手指麻木、中暑。

定位：在手掌心，第2、3指骨之间偏第三掌骨侧，握拳屈曲时中指指尖处。

（14）中冲

主治：精神系统疾病、脑卒中、休克、中暑、癔症、癫痫、高血压、心绞痛。

定位：手中指末节尖端中央部位。

（15）**通里**

主治：神经衰弱、癔症、精神分裂症、心悸、心绞痛、心动过缓、扁桃体炎、咳嗽、哮喘、胃出血、腕臂痛。

定位：前臂掌侧，当尺侧腕曲肌腱的桡侧缘，腕横纹上 1 寸。

（16）**少海**

主治：神经衰弱、精神分裂症、头痛、眩晕、三叉神经痛、肋间神经痛、尺神经炎、肺结核、胸膜炎、落枕、前臂麻木、肘关节周围软组织病、腋肋痛、下肢无力。

定位：屈肘，在横纹肌内侧端与肱骨内上髁连线的中点处。

（17）**灵道**

主治：心内膜炎、心绞痛、癔症、失眠、精神分裂症、失语、肘关节神经麻痹或疼痛。

定位：在前臂掌侧，当尺侧腕屈肌腱的桡侧缘，腕横纹上 1.5 寸。

（18）**阴郄**

主治：精神衰弱，癫痫、鼻出血、胃出血、吐血、心绞痛、肺结核。

定位：前臂掌侧，当尺侧腕屈肌腱的桡侧缘，腕横纹上 0.5 寸。

（19）**神门**

主治：心烦、心悸、心脏肥大、心绞痛、神经衰弱、癔症、癫痫、精神病、痴呆、舌肌麻痹、骨肌麻痹。

定位：腕部，腕掌侧横纹尺侧端，尺侧腕屈肌腱的桡侧凹陷处。

（20）**少冲**

主治：休克、小儿惊厥、癫痫、癔症、肋间神经痛、脑出血、心肌炎、心绞痛、胸膜炎、高热、喉炎。

定位：手小指末节桡侧，距指甲根 0.1 寸。

（21）**少府**

主治：冠心病、心绞痛、心律不齐、癔症、肋间神经痛、臂神经痛。

定位：手掌面，第4、5掌骨之间，握拳时，在小指尖处即是。

（22）商阳

主治：青光眼、牙痛、咽炎、耳聋、喉炎、咽喉肿痛、脑出血、高热、手指麻木、热病、昏迷、扁桃体炎。

定位：手示指末节桡侧，距指甲角0.1寸。

（23）二间

主治：目眩、鼻出血、口歪、咽喉肿痛、咽炎、喉炎、牙痛、睑腺炎、扁桃体炎、肩周炎。

定位：微握拳，在手指本节前，桡侧凹陷处即为该穴。

（24）三间

主治：牙痛、咽喉肿痛、眼痛、急性结膜炎、青光眼、三叉神经痛、腹胀、扁桃体炎、腹泻、手指关节肿痛、肩周关节炎。

定位：微握拳，在手示指本节后，桡侧凹陷处。

（25）合谷

主治：头面部相关疾病合谷穴都可以治疗。感冒、头痛、咽炎、扁桃体炎、咽喉肿痛、鼻炎、牙痛、耳聋、耳鸣、青春痘、眼睛疲劳、口眼歪斜、打嗝、头痛、目赤肿痛、鼻出血、牙关紧闭、三叉神经痛、面肌痉挛、面神经麻痹、癔症、癫痫、精神病、脑卒中、偏瘫、小儿惊厥、腰扭伤、落枕、腕关节痛。

定位：手背，第1、2掌骨之间，第二掌骨桡侧中点处。

（26）阳溪

主治：鼻炎、耳聋、头痛、目赤肿痛、耳鸣、结膜炎、角膜炎、牙痛、咽喉肿痛、面神经麻痹、癫痫、精神病、手腕痛、腕关节及周围软组织疾病、扁桃体炎。

定位：腕背横纹桡侧，手拇指向上翘起时，当拇短伸肌腱与拇长伸肌腱之间的凹陷中。

（27）温溜

主治：口腔炎、舌炎、腮腺炎、扁桃体炎、面神经麻痹、痉挛、前臂疼痛。

定位：屈肘，在前臂背面桡侧，当阳溪与曲池的连线上，腕横纹上5寸。

（28）偏历

主治：鼻出血、结膜炎、耳聋、耳鸣、牙痛、喉痛、手臂酸痛、面神经麻痹、前臂神经痛。

定位：屈肘，在前臂背面桡侧，当阳溪与曲池连线上，腕横纹上3寸。

（29）下廉

主治：网球肘、肘关节炎、腹痛、肠鸣音亢进、肩背酸痛发麻、急性脑血管病。

定位：前臂背面桡侧，阳溪与曲池连线上，肘横纹下4寸。

（30）曲池

主治：急性脑血管病后遗症、流行性感冒、肺炎、咽喉肿痛、扁桃体炎、目赤肿痛、咽炎、牙痛、睑腺炎、甲状腺肿、肩周炎、上肢不遂、手臂肿痛。

定位：肘横纹外侧端，屈肘，尺泽与肱骨外上髁连线中点处。

（31）手三里

主治：腰痛、肩臂痛、上肢麻痹、上肢不遂、半身不遂、溃疡病、肠炎、腹痛、腹泻、消化不良、颊肿、牙痛、口腔炎、感冒。

定位：前臂背面桡侧，在阳溪与曲池连线上，肘横纹下2寸。

（32）上廉

主治：肩周炎、网球肘、半身不遂、脑血管病后遗症、肠鸣、腹痛、头痛、肩膀酸痛、手臂麻木。

定位：前臂背面桡侧，当阳溪与曲池连线上，肘横纹下3寸。

（33）关冲

主治：头痛、喉炎、目赤肿痛、耳聋、耳鸣、结膜炎、角膜白斑、脑血管病、小儿消化不良。

定位：手无名指末节尺侧，距指甲根 0.1 寸处。

（34）液门

主治：头痛、咽炎、耳疾、目赤、齿龈炎、疟疾、前臂肌痉挛或疼痛、手背痛、颈椎病、肩关节周围炎、精神疾患。

定位：手背部，第 4、5 指间赤白肉际处。

（35）中渚

主治：目眩、神经性耳聋、聋哑症、头痛、头晕、喉痹、肩背部筋膜炎、肩背肘臂痛、手指不能屈伸、肋间神经痛、肘腕关节炎。

定位：手背第 4、5 掌指关节后方凹陷中，液门穴直上 1 寸处。

（36）阳池

主治：消渴、口干、耳聋、目赤肿痛、喉炎、腕痛、手腕部损伤、前臂及肘部疼痛、颈肩部疼痛。

定位：腕背部横纹中，指伸肌腱的尺侧凹陷处。

（37）三阳络

主治：腰痛、手臂痛不能上举、恶寒且发热无汗、内伤、脑血管后遗症、眼病、失语。

定位：前臂背侧，手背腕横纹上 4 寸，尺骨与桡骨之间。

（38）支沟

主治：上肢麻痹、肩背部软组织损伤、肩背酸痛、胁肋痛、急性腰扭伤、肋间神经痛、胸膜炎、肺炎、心绞痛、心肌炎、习惯性便秘、呕吐、目赤肿痛。

定位：手背腕横纹上 3 寸，尺骨与桡骨之间，阳池与肘尖的连线处。

（39）外关

主治：胁痛、肩背痛、肘臂屈伸不利、手指疼痛、手颤、上肢关节炎、桡神经麻痹、急性腰扭伤、落枕、高血压、头痛、鼻出血、脑血管意外后遗症。

定位：手背腕横纹上 2 寸，尺桡骨之间，阳池与肘尖的连线上。

（40）会宗

主治：耳聋、耳鸣、癫痫、上肢肌肤痛。

定位：前臂背侧，腕横纹上 3 寸处，支沟穴的尺侧，尺骨的桡侧缘。

（41）少泽

主治：头痛、精神分裂症、昏迷、扁桃体炎、咽炎、前臂神经痛。

定位：手小指末节尺侧，距指甲角 0.1 寸处。

（42）前谷

主治：癫痫、头痛、前臂神经痛、手指麻木、目赤肿痛、耳鸣、咽喉肿痛。

定位：手尺侧，微握拳，当小指本节前的掌指横纹头赤白肉际。

（43）后溪

主治：腰痛、手指及肘臂痛、落枕、肩臂痛、头项痛、耳鸣、耳聋、咽喉肿痛。

定位：手掌尺侧、微握拳，小指本节后的远侧掌横纹皮肤褶皱处。

（44）腕骨

主治：指挛腕痛、腕关节炎、头项痛、口腔炎、黄疸、疟疾、呕吐。

定位：手掌尺侧，第 5 掌骨基底与钩骨之间的凹陷处。

（45）阳谷

主治：腕痛、肋间神经痛、尺神经痛、精神病、癫痫、头痛、目眩、耳聋。

定位：手腕尺侧，尺骨茎突与三角骨之间的凹陷中。

（46）养老

主治：急性腰扭伤、落枕、肩背部神经痛、臂痛、脑血管意外后遗症、近视。

定位：前臂背面尺侧，尺骨小头近端桡侧凹陷中。

（47）支正

主治：颈项强直、肘臂酸痛、神经衰落、十二指肠溃疡。

定位：前臂背面尺侧，阳谷与小海的连线上，腕背横纹上5寸。

（48）小海

主治：肘肩背部疼痛、头痛、癫痫、精神分裂症。

定位：肘内侧，尺骨鹰嘴与肱骨内上髁之间凹陷处。

2. 手部的反射区对照图

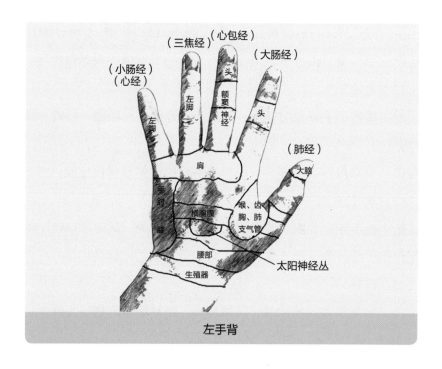

左手背

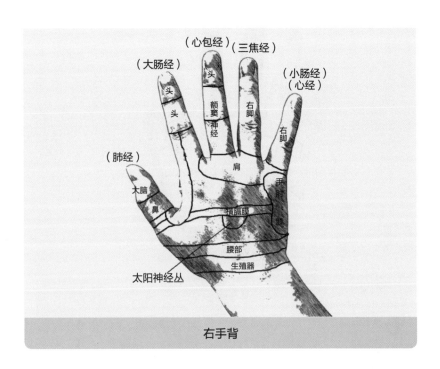

右手背

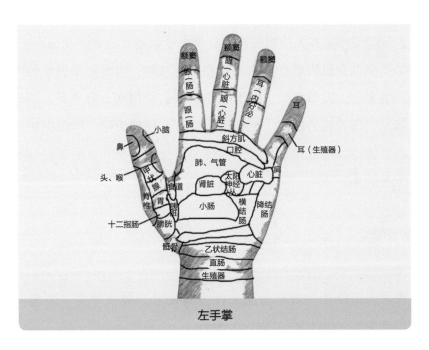

左手掌

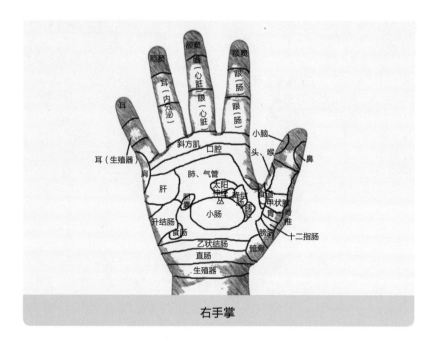

右手掌

康复训练

  颈肩腰腿疼痛相关疾病虽然没有脑血管后遗症造成的功能影响严重，但或多或少也会影响患者的一些功能。近几年，大量康复训练的方法被引入，用来治疗关节挛缩、关节强直、软组织损伤、肩周炎、颈椎病、腰椎间盘突出等相关疾病。配合药物治疗与物理治疗，可以更快更好地使患者功能得以康复。本书后续各章节将针对各个部位病变向读者介绍相应的康复训练方法，希望对大家有所帮助。

保健操

  现代人工作生活模式的变化使人长期处于静止状态，周身的骨骼和肌肉都缺乏运动。而运动的重要性不言而喻，缺乏运动会导致肌肉萎缩、关节僵硬、肥胖，甚至导致很多基础疾病的发生。越来越多的人认识到这个问题，通过散步、跑步、游泳来运动的人也越来越多。但是，这样的运动往往不够全面，运动过量甚至还容易造成关节肌肉的损害。所以，每天做一套可以起到全身锻炼的保健操才是保持身体健康的最好手段。

临床实践证明，合适的功能锻炼对于颈肩腰腿疼痛相关疾病有很好的预防效果，也有很好的治疗效果。它可以推动气血流通，舒经通络，调节整个机体功能，加速祛瘀生新，促进机体肿胀的吸收，并防止肌肉萎缩、关节僵硬。它在临床治疗上必不可少，与手法治疗、药物治疗具有同样重要的地位。

（一）常见的保健操

1. 广播体操

最常见、最好用的就是学生课间做的广播体操。早在 1951 年，国家体育总局就推出了第一套广播体操，千百万人同时做操，盛况空前。国家最初推行广播体操就是为了提升全民的身体健康，为了使之更科学、更全面，一直也在不断地做出改变，到如今一共推出了九套广播体操。随着时代的发展，生活节奏的加快，这项运动已经逐渐被人淡忘，再也没有千百万人听着广播一起做操的盛况了，但是就养身保健来说，广播体操绝对是最全面、最科学的一项运动，绝对值得大家每天跳一跳。

预备节　原地踏步（8 拍 ×2）

预备姿势，两脚立正，手臂垂直于体侧，抬头挺胸，眼看前方。当口令至原地踏步时，半握拳。

第一拍，左脚向下踏步，右腿抬起，膝盖向前，脚尖离地 10~15 cm，同时，左臂前摆至身体中线，右臂后摆。

第二拍与第一拍动作相同，方向相反。

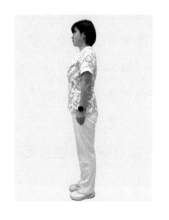
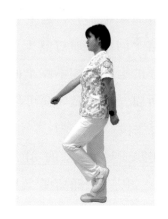

第一节　伸展运动（8 拍 ×4）

第一拍，两脚分开，与肩同宽，同时，两臂侧平举，头向左转 90°；

第二拍，右脚并于左脚，同时半蹲，双臂曲臂于胸前，含胸低头；

第三拍，手臂伸出逐渐上举，同时抬头挺胸，眼看前上方；

第四拍，手臂落下，还原至体侧；

五六七八拍，动作相同，方向相反。

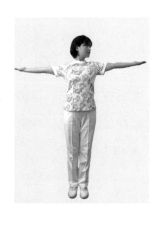
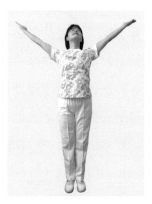
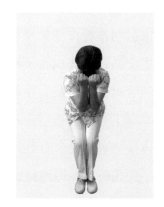

第二节　扩胸运动（8 拍 ×4）

第一拍，左脚向前一步同时手臂经前举扩胸至侧平举，握拳，拳心向前；

第二拍，身体向右转 90°，手臂经体前交叉，曲臂向后扩胸；

第三拍，身体向左转 90°，同时，手臂经体前交叉，向后扩胸；

第四拍，左脚收回成立正姿势，同时手臂经前举，还原至体侧；

五六七八拍，动作相同，方向相反。

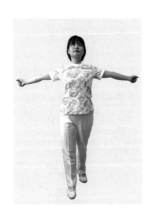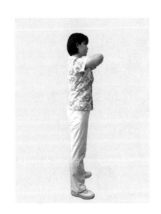

第三节　踢腿运动（8 拍 ×4）

第一拍，右腿外展 45°，同时，两臂侧平举，掌心向下；

第二拍，双腿并拢，屈膝半蹲，同时两臂还原至体侧；

第三拍，右腿向后踢起，离地 10~20cm，同时，两臂经前摆至侧上举，掌心相对；

第四拍，收手收脚，还原成立正姿势；

五六七八拍，动作相同，方向相反。

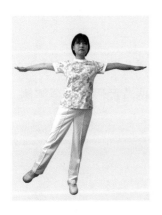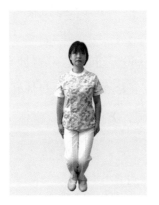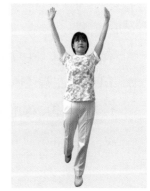

第四节 体侧运动（8拍×4）

第一拍，两脚分开，比肩稍宽，同时左臂侧平举掌心向下，右臂胸前平屈，掌心向下；

第二拍，下体保持第一拍的姿势，同时上体侧倾45°，左手叉腰，右手摆至上举掌心向内；

第三拍，左腿并与右腿，同时半蹲左臂上举，右臂贴于体侧；

第四拍，还原至立正姿势，同时，左臂还原至体侧；

五六七八拍，动作相同，方向相反。

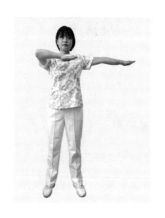 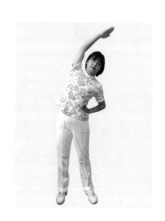

第五节 体转运动（8拍×4）

第一拍，两脚分开，比肩稍宽，同时，两臂侧平举，掌心向下；

第二拍，下体保持第一拍姿势，身体向左转90°，同时，双手胸前击掌两次；

第三拍，上体向右转180°，同时，双臂伸直至侧上举掌心向内；

第四拍，左脚还原成立正姿势，同时，身体转正，两臂经侧还原至体侧；

五六七八拍，动作相同，方向相反。

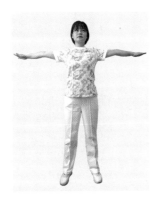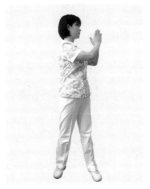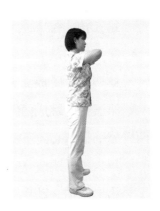

第六节　全身运动（8拍×4）

第一拍，左脚向左迈出，比肩稍宽，两臂经侧摆至上举交叉掌心向前，抬头看手；

第二拍，身体前屈，双臂体前交叉，掌心向内，低头看手；

第三拍，收左脚，成半蹲姿势同时双手扶膝，肘关节向外低头，眼看前下方；

第四拍，站起，成立正姿势；

五六七八拍，动作相同，方向相反。

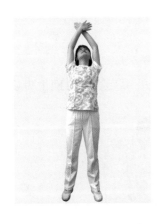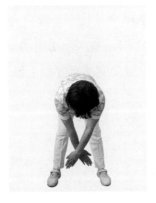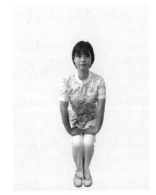

第七节　跳跃运动（8拍×4）

第一拍，跳成左脚在前的弓步，同时撑手叉腰，肘关节向外，虎口向上；

第二拍，跳成立正姿势；

第三拍，跳成右脚在前的弓步；

第四拍，跳成立正姿势；

第五拍，跳成两脚开立，脚尖微微向外膝盖向脚尖方向缓冲，同时，两臂侧平举掌心向下；

第六拍，跳成立正姿势；

第七八拍，动作同五六拍；

第二至第四个八拍，动作同第一个八拍。

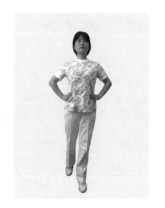
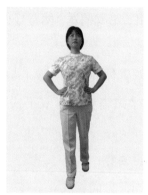
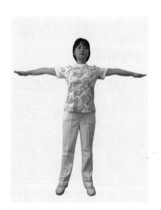

第八节　整理运动（8拍×2）

一至六拍，原地踏步六拍，第六拍还原至立正姿势；

七八拍，两脚分开，比肩稍宽，两臂侧上举，抬头45°，眼看前上方。

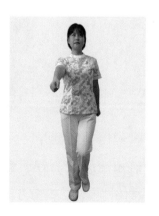
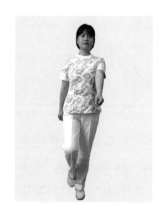

2. 八段锦

在我国古老的导引术中，八段锦是流传最广、影响最大的一种。所谓导引术出自《黄帝内经》，是古人对于行气运气的一种做法。八段锦历史悠久、简单易学、功效显著。现在流传最为广泛的八段锦是晚清时期所传，长期练习对周身骨骼和肌肉都有很好的锻炼作用，适合颈肩腰腿疼痛相关疾病的防治。

预备式

两脚并步站立，两臂垂于体侧，目视前方，左脚向左开步，与肩同宽，两臂内旋向两侧摆起，与髋同高，掌心向后，两腿膝关节稍曲，同时两臂外旋（顺时针旋转后，手掌向前），向前合抱于腹前，掌心向内。两掌指尖距约 10 cm，目视前方。

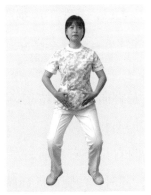

第一式　双手托天理三焦

动作口诀： 双手上托抬头看，仰视上撑意通天，

两臂下落沉肩肘，松腕舒指捧腹前。

具体动作

动作一：两臂外旋微下落，两掌五指分开，在腹前交叉，掌心向上，目视前方，然后，两腿挺膝伸直，同时，两掌上托于胸前。

动作二：两臂内旋向上托起，掌心向上，抬头，目视两掌。两掌继续上托，肘关节伸直，同时，下颌内收，动作稍停，目视前方。

动作三：两腿膝关节微曲，同时，两臂向身体两侧下落，两掌捧于腹前，掌心向上目视前方。全部动作，一上一下为一次，共做6次。

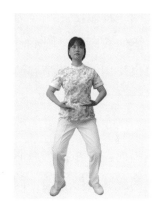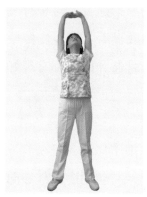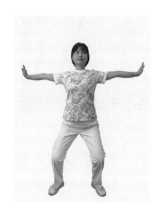

第二式　左右开弓似射雕

动作口诀：跨步直立搭手腕，马步下蹲拉弓弦，

变掌外推臂伸展，并步起身往前看。

具体动作

动作一：重心右移，左脚向左开步站立，两膝关节缓慢弯曲，两掌向上交叉于胸前。右掌在外，目视前方。

动作二：右掌屈指，向右拉至右肩前，左掌呈"八字"掌，左臂内旋向左侧推出，与肩同高，同时，两腿缓缓屈膝半蹲成马步，动作略停，目视左掌方向。

动作三：身体重心右移，两手变自然掌，右手向上、向右划弧，与肩同高，掌心斜向前；身体重心继续右移，左脚回收成并步站立。同时，两掌捧于腹前，掌心向上，目视前方。

右势动作，与左势相同，只是左右相反，一左一右为1次，共做3次。做完3次后，身体重心继续左移，右脚回收，成开步站立。膝关节微曲，同时，两掌下落，捧于腹前，目视前方。

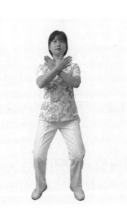 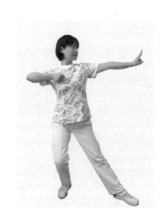

第三式　调理脾胃须单举

动作口诀：外旋上穿经面前，一掌上撑一掌按，

掌根用力肘微屈，舒胸拔脊全身展。

具体动作

动作一：两腿慢慢挺膝伸直，同时左掌上托，经面前外旋上穿，随之，臂内旋上举到头左上方，右掌同时随臂内旋，下按至右髋旁，指尖向前，动作略停。

动作二：两腿膝关节微曲，同时左臂曲肘外旋，左掌随之经面前下落于腹前，同时右臂外旋，右掌向上，捧于腹前，目视前方。

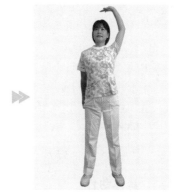

右式动作与左式动作相同，但左右相反。该式一左一右为 1 次，一共做 3 次。做完 3 次后，两腿膝关节微曲，右掌下按于右髋旁，指尖向前，目视前方。

第四式　五劳七伤往后瞧

动作口诀：起身松腕臂外旋，转头双目往后看，

　　　　　　身体调正膝微屈，掌指向前往下按。

具体动作

　　动作一：两腿缓缓挺膝伸直，重心升起，同时双臂伸直（向两侧伸展，掌心向后）指尖向下，目视前方。

　　动作二：（头）上顶不停，两臂充分外旋，掌心向外，头向左后转，动作稍停，目视左斜后方。

　　动作三：两腿膝关节微曲，同时两臂内旋，按于髋旁，指尖向前，目视前方。

　　右式动作与左式动作相同，但方向相反。该式一左一右为 1 次，一共做 3 次。做完 3 次后，两腿膝关节微曲，同时，两掌捧于腹前，目视前方。

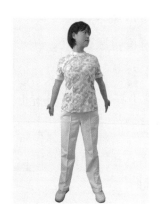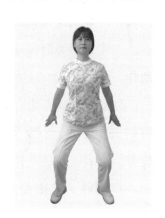

第五式　摇头摆尾去心火

动作口诀：马步下蹲臀收敛，先倾后旋向足看，

　　　　　　颈尾伸拉头上顶，头摇尾摆对称转。

具体动作

　　动作一：重心左移，右脚随之向右横迈一步，开立站立，同时，两掌上托至头上方，肘关节微屈，掌心向上，指尖相对，目视前方。

　　动作二：两腿慢慢屈膝并半蹲成马步，同时两臂向两侧下落，两掌扶于膝关节上方。

动作三：身体重心向上稍升起，随之重心右移，上半身先向右倾，随之俯身，目视右脚面；

动作四：身体重心前倾左移，同时上体以腰为轴从右向前，向左旋转，目视右脚根。

动作五：身体重心右移，正身成马步状，同时，头向后摇，上体立起，随之，下颌微收，目视前方。

右式动作与左式动作相同，但方向相反。该式一左一右为 1 次，一共做 3 次。做完 3 次后，重心左移，右脚回收，成开步站立。同时，两臂经两侧上举，两个掌心相对，两腿膝关节微曲，同时，两掌下按至腹前，指尖相对，目视前方。

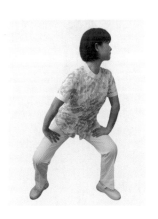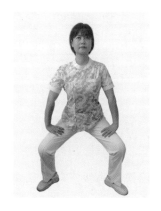

第六式　两手攀足固肾腰

动作口诀： *以臂带身上抻展，转掌下按膻中前，*

指顺腋下向后插，摩运脊背将足攀。

具体动作

动作一：两腿挺膝伸直站立，同时两掌指尖向前，两臂向前，向上举起，肘关节伸直，掌心向前，目视前方；

动作二：两臂曲肘，两掌下按至胸前，掌心朝下，指尖相对；

动作三：两臂外旋，两掌心向上，随之，两掌掌指顺腋下往后插；

动作四：两掌心向内，沿脊柱两侧朝下摩运至臀部，随之，上体前俯，两掌继续沿腿后向下摩运，经脚两侧置于脚面，抬头，目视前下方，动作稍停；

动作五：两掌沿地面前伸，随之用手臂带动上体立起，两臂肘关节伸直上举，掌心向前。

该式一上一下为1次，一共做6次。做完6次后，两腿膝关节微曲，同时，两掌向前下按至腹前，掌心向下，目视前方。

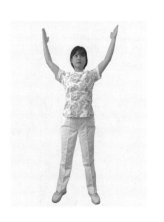 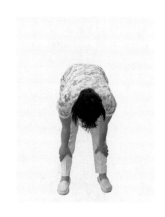

第七式 攒拳怒目增气力

动作口诀： 马步下蹲握固拳，单臂前冲瞪双眼，

拧腰顺肩趾抓地，旋腕握拳收腰间。

具体动作

动作一：身体重心右移，左脚向左开步，双腿屈膝、半蹲成马步，同时双手握拳于腰侧，大拇指在内，拳眼朝上，目视前方。

动作二：左拳缓缓用力向前方冲出，约与肩同高，拳眼朝上，瞪目，目视左拳击出方向。

动作三：左臂内旋，左拳随之变为掌，虎口朝下，目视左掌。

动作四：左臂外旋，肘关节微屈，同时左掌向左缠绕，变掌心向上后握拳，大拇指在内，目视左拳。

动作五：左拳屈肘回收至腰侧，拳眼向上，目视前方。

右式动作与左式动作相同，该式一左一右为 1 次，一共做 3 次。做完 3 次后，身体重心右移，左脚随之收回，双脚并步站立，同时两拳变掌，双手自然垂于体侧，目视前方。

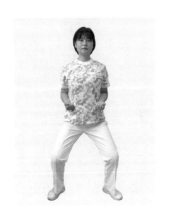 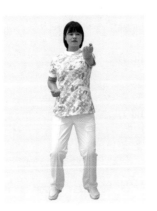 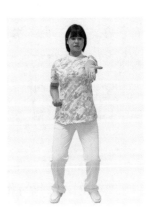

第八式　背后七颠百病消

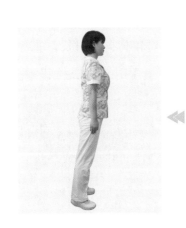

动作口诀：

两脚并拢要沉肩，呼吸均匀把足颠，

脚跟抬起稍停顿，下落震地全身安。

具体动作

动作一：两脚并立，两脚跟提起，膝关节绷直，头上顶，动作微停，目视前方。

动作二：两脚跟下落，稍用力，轻震地面。

该式一起一落为 1 次，共做 7 次。

八段锦收功式

动作口诀： 体态安详身自然，均匀呼吸鼻内旋，

两手相叠小腹处，将气收归下丹田。

具体动作

动作一：两脚并立，两臂内旋，并向两侧摆起，与髋同高，掌心向后，目视前方。

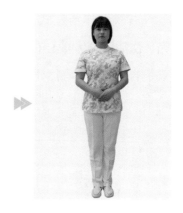

动作二：上动不停，两臂同时屈肘，两掌向前交叠于小腹前（男性左手在内，女性右手在内），动作稍停，呼吸自然顺畅，气定神敛，心情舒畅，目视前方。

动作三：两臂自然下落（垂于体侧），两掌轻贴于腿外侧，目视前方。

3. 太极拳

作为列入我国首批非物质文化遗产的太极拳拥有着非常悠久的历史，每个中国人都耳熟能详。传说太极拳是武当派始祖张三丰创造的，他被当做武侠史上的一个传奇，被人传颂。甚至有人传说张三丰活了 200 多岁，虽然这不是事实，但是练太极可以强身健体是肯定的。根据现代考证，太极拳起源自明末清初河南温县，由陈家沟陈王廷所创，1949 年由国家体育总局整理改编从而全国推广。太极拳的学习难度相对较高，耗时长，非常适合老年人学习锻炼，强身健体。现向大家介绍一下最常用的 24 式太极拳。

第一式　起势

①左脚向左分开半步同肩宽。②两臂慢慢向前平举，与肩同高、同宽，似直非直，肘关节微微地弯曲，手心向下。③两腿慢慢屈膝下蹲成马步。两掌至于腹前，上体保持正直，两眼平视前方。

第二式　野马分鬃（3 次）

左野马分鬃：①上体微向右转，右臂环抱右胸前，右手心向下，左手心向上呈抱球状，左脚收到右脚内侧。②上体左转，左脚向左前方跨出一步，脚跟先轻轻着地，重心向前移动到左脚成左弓步，右腿自然蹬直，两手随腰转自然分开，左手与眼同高，右手按在右胯边。

右野马分鬃：同左野马分鬃，左右方向相反。

第三式　白鹤亮翅

①右脚向前跟半步，两手左上右下抱球。②上体后坐向右转腰，右手上提至右额。③左转成左虚步，左手按在左胯边。

第四式　搂膝拗步（3次）

左搂膝拗步：①上体微微左转再右转，右手转至面前自然下落，经右胯由右后方荡起。②左脚尖收到右脚内侧，上体左转，左脚向左前方跨出一步，脚跟先轻轻着地，重心向前移动到左脚成左弓步，右腿自然蹬直，左手经左膝搂过，右手向前推按。

右搂膝拗步：同左搂膝拗步，左右方向相反。

第五式　手挥琵琶

①右脚向前跟半步。②右手屈臂后坐，左手由左而上划弧到正前方。③左脚提起，脚跟着地成左虚步。

第六式　倒卷肱

右倒卷肱：①上体右转，两掌心向上、左手在前，右手经过腰向右后划弧，与头同高。②上体转正，右臂屈肘于耳侧，左脚后退一步，左手向后收，右掌向前推，右脚跟随腰撑正。

左倒卷肱：同右倒卷肱，左右方向相反。

第七式　左揽雀尾

①上体右转，两臂平举，右掌心向上，左掌心向下。②上体继续右转，右臂环抱右胸前，右手心向下，左手心向上抱球状，左脚收到右脚内侧。③上体左转，左脚向左前方跨出一步，脚跟先轻轻着地，重心前移成左弓步，左臂棚，右手按于右胯侧。④上体右转，两手同时向下向后捋。⑤上体左转向正前方，右手搭在左手腕，左弓步向前挤。⑥后坐，左脚尖翘起，两手分开致腹前。⑦左弓步按掌。

第八式 右揽雀尾

同左揽雀尾，左右方向相反。

第九式 左单鞭

①上体左转，两臂随腰运转，左掌向外右掌向上。②上体右转，收左脚到右脚内侧，左手由下而右，右手由上而右划弧，在右前方变刁手。③左转身上步，左手向左划弧。④左弓步翻掌。

第十式 云手

①上体右转，左手向右划弧到右肩，右刁手变掌。②上体左转，至左前方时两手左压右穿，同时收右脚到左脚右侧，两脚平行，距离约十厘米。③上体右转，至右前方时两手右压左穿，同时左脚向左横开一步。重复②③。

第十一式 右单鞭

①上体右转，收左脚到右脚内侧，右手在右前方变刁手。②左转身上步，左手向左划弧。③左弓步翻掌。

第十二式 高探马

①后脚跟半步，上体右转，双手翻掌掌心向上。②右手经耳侧向前推掌，左臂微收成左虚步。

第十三式 右蹬脚

①上体微微右转，左手由右手背穿出，两手交叉，左脚提起向左前方踏出一步。②右脚收到左脚内侧，两手胸前交叉。③提右腿，分手蹬脚。

第十四式 双峰贯耳

①右腿屈膝，两手掌心向上。②右脚跟在右前方落地，成右弓步，同时两手掌变拳，从右腿两侧向上向前划弧，两拳距离与头同宽。

第十五式 转身左蹬脚

①上体左转，两拳变掌，向两侧划一个圆弧，胸前交叉，左脚收到右脚内侧。②提左膝，两掌转向外，分手蹬脚。

第十六式　左下势独立

①左腿屈膝下垂，右手刁手，左腿成左独立步，左手护右肩。②右腿屈膝下蹲，左腿向左侧伸直，脚尖向正前方。③左手由腹前向、大腿、小腿而脚（脚尖外撇和腿成直线）穿出。④左腿前弓，后腿蹬直，刁手置于背后，指尖向上挑起。⑤右腿屈膝上提，刁手变掌，立掌向前挑起，示指对鼻子，左腿成独立步，左手按在左胯侧。

第十七式　右下势独立

①右脚落在左脚侧约十厘米处，左脚跟内旋，上体左转，左手刁手，右腿成独立步右手护左肩。②左腿屈膝下蹲，右腿向右侧伸直，脚尖向正前方。③右手由腹前向、大腿、小腿而脚（脚尖外撇和腿成直线）穿出。④右腿前弓，后腿蹬直，刁手置于背后，指尖向上挑起。⑤左腿屈膝上提，刁手变掌，立掌向前挑起，示指对鼻子，右腿成独立步，右手按在右胯侧。

第十八式　左右穿梭

①左脚向左前方着地，上体左转，两手抱球收右脚于左脚内侧。②上体右转，右脚向右前方上步成右弓步，两臂随腰转划弧成右架左推。③上体右转，两手抱球收左脚于右脚内侧。④上体左转，左脚向左前方上步成左弓步，两臂随腰转划弧成左架右推。

第十九式　海底针

①右脚向前跟半步，两手左上右下抱球。②上体后坐向右转腰，右手上提至右耳侧，左手置于腹前。③上体左转成左虚步，左手按在左胯边，屈膝下沉，右手掌心向左，指尖向下斜插。

第二十式　闪通臂

①上体转正，两手胸前相合，左指贴右腕，左脚收于右腿内侧。②左脚向正前方踏出一步，左腿弓右腿蹬，成左弓步，两掌心翻向外，左手向前，右手向上分开。

第二十一式　转身搬拦捶

①向右向后转身，两掌向外随腰右后转。②收右脚，两手在左侧抱球状，右手握拳拳心向下（阴拳）。③右脚向右前方踩，右拳从胸前搬压成拳心向上（阳拳），左手随右拳搬压，到右肩前再左转按于左胯外侧。④上体右转，左脚离地，左手向前拦掌，右拳向右后划弧到右后方，拳心渐转成阴拳。⑤上体左转正，左腿前弓成左弓步，左手立掌，右拳变立拳向前攻出。

第二十二式　如封似闭

①两手翻转朝上，左手贴于右肘。②上体右转左转，左弓步按掌。

第二十三式　十字手

①上体右转，左脚内扣向正前方，右手向右划弧。②右脚外摆，屈膝成侧弓步，右手向右划弧。③上体左转，右脚内扣，两手向下划弧。④上体右转转正，右脚收回，与左脚平行，距离一肩宽，两手左内右外，于胸前交叉成十字。

第二十四式　收势

两腕内转，两手分开，两臂慢慢落下，至两腿外侧。

4. 五禽戏

五禽戏是一种中国传统健身方法，由五种模仿动物的动作组成。传说是由东汉名医华佗发明的，于 2003 年由国家体育总局整理向全国推广。五禽戏动静具备、刚柔并济，功效与太极拳相似，锻炼时需要全身放松，意守丹田，呼吸均匀，做到神形兼备。

（1）**虎戏**　虎戏的运动部位侧重于腰、肾，通过不同角度运动腰、肾，使腰、肾有牵拉舒畅感，按摩肾脏，伸展疏通肾、膀胱经脉，固肾壮骨。防治肾气不固、肾阳亏虚等，如慢性肾病、前列腺疾病、不孕不育、月经不调等。

第一式　虎举

动作一：两手掌心向下，十指撑开，再弯曲成虎爪状，目视两掌。

动作二：随后，两手外旋，由小指先弯曲，其余四指依次弯曲握拳，两拳沿体前缓慢上提。至肩前时，十指撑开，举至头上方再弯曲成虎爪状，目视两掌。

动作三：两掌外旋握拳，拳心相对，目视两拳。

动作四：两拳下拉至肩前时，变掌下按。沿体前下落至腹前，十指撑开，掌心向下，目视两掌。反复练习3次，两手自然垂于体侧，目视前方。

第二式　虎扑

动作一：接上式，两手握空拳，沿身体两侧上提至肩前上方。

动作二：两手向上、向前划弧，十指弯曲成"虎爪"，掌心向下，同时上体前俯，挺胸塌腰，目视前方。

动作三：两腿屈膝下蹲，收腹含胸，同时，两手向下划弧至两膝侧，掌心向下，目视前下方。随后，两腿伸膝，送髋，挺腹，后仰，同时，两掌握空拳，沿体侧向上提至胸侧，目视前上方。

动作四：左腿屈膝提起，两手上举。左脚向前迈出一步，脚跟着地，右腿屈膝下蹲，成左虚步，同时上体前倾，两拳变"虎爪"向前、向下扑至膝前两侧，掌心向下，目视前下方。随后上体抬起，左脚收回，开步站立，两手自然下落于体侧，目视前方。

动作五至动作八：同动作一至动作四，唯左右相反。重复一至八动作一遍后，两掌向身体侧前方举起，与胸同高，掌心向上，目视前方。两臂屈肘，两掌内合下按，自然垂于体侧，目视前方。

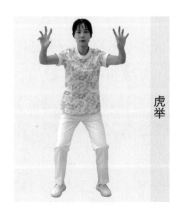

虎举

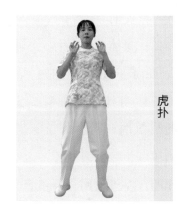

虎扑

（2）**鹿戏** 鹿戏的运动部位侧重于躯体两侧胁肋，通过不同角度伸展牵拉两胁，使两胁有牵拉舒畅感，按摩肝胆，伸展疏通肝、胆经脉，疏肝强筋。防治肝气不畅、筋脉及目窍失养，如慢性肝胆疾病、两胁胀痛、抑郁不乐、乳腺增生、月经不调、痛经、性功能障碍以及慢性眼病等。

第三式 鹿抵

动作一：两腿微屈，身体重心移至右腿，左脚经右脚内侧向左前方迈步，脚跟着地；同时，身体稍右转，两掌握空拳，向右侧摆起，拳心向下，高与肩平，目随手动，视右拳。

动作二：身体重心前移，左腿屈膝，脚尖外展踏实，右腿伸直蹬实，同时，身体左转，两掌成"鹿角"，向上、向左、向后画弧，掌心向外，指尖朝后，左臂弯曲外展平伸，肘抵靠左腰侧，右臂举至头前，向左后方伸抵，掌心向外，指尖朝后，目视右脚跟。随后，身体右转，左脚收回，开步站立，同时两手向上、向右、向下画弧，两掌握空拳下落于体前，目视前下方。

动作三、四：同动作一、二，唯左右相反。

动作五至动作八：同动作一至动作四。重复一至八动作一遍。

第四式 鹿奔

动作一：接上式，左脚向前跨一步，屈膝，右腿伸直成左弓步；同时，两手握空拳，向上、向前划弧至体前，屈腕，高与肩平，与肩同宽，拳心向下，目视前方。

动作二：身体重心后移，左膝伸直，全脚掌着地，右腿屈膝，低头，弓背，收腹；同时，两臂内旋，两掌前伸，掌背相对，拳变"鹿角"。

动作三：身体重心前移，上体抬起；右腿伸直，左腿屈膝，成左弓步，松肩沉肘，两臂外旋，"鹿角"变空拳，高与肩平，拳心向下，目视前方。

动作四：左脚收回，开步直立；两拳变掌，回落于体侧，目视前方。

动作五至动作八：同动作一至动作四，唯左右相反。

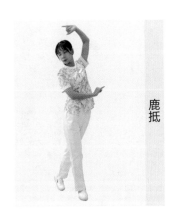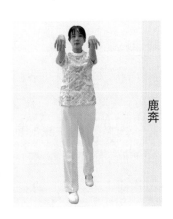

（3）**熊戏**　熊戏的运动部位侧重于腹部胃肠，通过不同角度晃运按摩腹部胃肠，使腹部有牵拉舒畅感，增强胃肠蠕动，伸展疏通脾、胃经脉，健脾和胃。防治胃失和降、脾胃虚弱，如慢性胃炎、胃溃疡、胃下垂、慢性肠炎、便秘、脱肛等病症。

第五式　熊运

动作一：两掌握空拳成"熊掌"，拳眼相对，垂手于下腹部，目视两拳。

动作二：以腰、腹为轴，上体做顺时针摇晃；同时，两拳随之沿右肋部、上腹部、左肋部、下腹部画圆，目随上体摇晃环视。

动作三、四：同动作一、二。

动作五至动作八：同动作一至动作四，唯左右相反，上体做逆时针摇晃，两拳随之画圆。做完最后一个动作，两拳变掌下落，自然垂于体侧，目视前方。

第六式　熊晃

动作一：接上式。身体重心右移，左髋上提，牵动左脚离地，再微屈左膝，两掌握空拳成"熊掌"，目视左前方。

动作二：身体重心前移，左脚向左前方落地，全脚掌踏实，脚尖朝前，右腿伸直，身体右转，左臂内旋前靠，左拳摆至左膝前上方，拳心朝左，右掌摆至体后，拳心朝后，目视左前方。

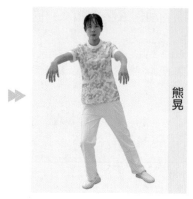

熊晃

动作三：身体左转，重心后坐，右腿屈膝，左腿伸直，拧腰晃肩，带动两臂前后弧形摆动，右拳摆至左膝前上方，拳心朝右，左拳摆至体后，拳心朝后，目视左前方。

动作四：身体右转，重心前移，左腿屈膝，右腿伸直；同时，左臂内旋前靠，左拳摆至左膝前上方，拳心朝左，右掌摆至体后，拳心朝后，目视左前方。

动作五至动作八：同动作一至动作四，唯左右相反。

重复一至八动作一遍后，左脚上步，开步站立；同时，两手自然垂于体侧。两掌向身体侧前方举起，与胸同高，掌心向上，目视前方。屈肘，两掌内合下按，自然垂于体侧，目视前方。

（4）猿戏 猿戏的运动部位侧重于心、胸，通过不同角度伸展牵拉心、胸，使心、胸有牵拉舒畅感，按摩心脏，伸展疏通心、小肠经脉，刺激心神，养心健脑。防治心血不畅、心神失养，如失眠、冠心病、中风、痴呆等心脑血管疾病。

第七式 猿提

动作一：接上式，两掌在体前，手指伸直分开，再屈腕撮拢捏紧成"猿钩"。

动作二：两掌上提至胸，两肩上耸，收腹提肛；同时，脚跟提起，头向左转，目随头动，视身体左侧。

动作三：头转正，两肩下沉，松腹落肛，脚跟着地，"猿钩"变掌，掌心向下，目视前方。

动作四：两掌沿体前下按落于体侧，目视前方。

动作五至动作八：同动作一至动作四，唯头向右转。重复一至八动作一遍。

第八式　猿摘

动作一：接上式，左脚向左后方退步，脚尖点地，右腿屈膝，重心落于右腿；同时，左臂屈肘，左掌成"猿钩"收至左腰侧，右掌向右前方自然摆起，掌心向下。

动作二：身体重心后移；左脚踏实，屈膝下蹲，右脚收至左脚内侧，脚尖点地，成右丁步；同时，右掌向下经腹前向左上方画弧至头左侧，掌心对太阳穴，目先随右掌动，再转头注视右前上方。

动作三：右掌内旋，掌心向下，沿体侧下按至左髋侧，目视右掌。右脚向右前方迈出一大步，左腿蹬伸，身体重心前移，右腿伸直，左脚脚尖点地；同时，右掌经体前向右上方画弧，举至右上侧变"猿钩"，稍高于肩，左掌向前、向上伸举，屈腕撮钩，成采摘势，目视左掌。

动作四：身体重心后移；左掌由"猿钩"变为"握固"，右手变掌，自然回落于体前，虎口朝前。随后，左腿屈膝下蹲，右脚收至左脚内侧，脚尖点地，成右丁步；同时，左臂屈肘收至左耳旁，掌指分开，掌心向上，成托桃状，右掌经体前向左画弧至左肘下捧托；目视左掌。

动作五至动作八：同动作一至动作四，唯左右相反。

重复一至八动作一遍后，左脚向左横开一步，两腿直立；同时，两手自然垂于体侧。两掌向身体侧前方举起，与胸同高，掌心向上，目视前方。屈肘，两掌内合下按，自然垂于体侧，目视前方。

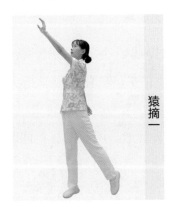

猿摘一

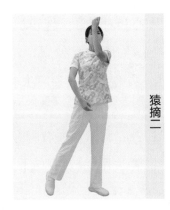

猿摘二

（5）**鸟戏** 鸟戏的运动部位侧重于胸、肺，通过不同角度扩胸张肺、缩胸收肺，使胸、肺有牵拉舒畅感，按摩肺脏，伸展疏通肺、大肠经脉，补肺固表。防治肺气不足、肺失宣降等，如慢性阻塞性肺疾病、支气管哮喘、体虚感冒、疲劳综合征等。

第九式　鸟伸

动作一：接上式，两腿微屈下蹲，两掌在腹前相叠。

动作二：两掌向上举至头前上方，掌心向下，指尖向前，身体微前倾，提肩，缩项，挺胸，塌腰，目视前下方。

动作三：两腿微屈下蹲；同时，两掌相叠下按至腹前，目视两掌。

动作四：身体重心右移，右腿蹬直，左腿伸直向后抬起；同时，两掌左右分开，掌成"鸟翅"，向体侧后方摆起，掌心向上，抬头，伸颈，挺胸，塌腰，目视前方。

动作五至动作八：同动作一至动作四，唯左右相反。重复一至八动作一遍后，左脚下落，两脚开步站立，两手自然垂于体侧，目视前方。

第十式　鸟飞

接上式，两腿微屈，两掌成"鸟翅"合于腹前，掌心相对，目视前下方。

动作一：右腿伸直独立，左腿屈膝提起，小腿自然下垂，脚尖朝下；同时，两掌成展翅状，在体侧平举向上，稍高于肩，掌心向下，目视前方。

动作二：左脚下落在右脚旁，脚尖着地，两腿微屈；同时，两掌合于腹前，掌心相对，目视前下方。

动作三：右腿伸直独立，左腿屈膝提起，小腿自然下垂，脚尖朝下；同时，两掌经体侧，向上举至头顶上方，掌背相对，指尖向上，目视前方。

动作四：左脚下落在右脚旁，全脚掌着地，两腿微屈；同时，两掌合于腹前，掌心相对，目视前下方。

动作五至动作八：同动作一至动作四，唯左右相反。

重复一至八动作一遍后，两掌向身体侧前方举起，与胸同高，掌心向上，目视前方。屈肘，两掌内合下按，自然垂于体侧，目视前方。

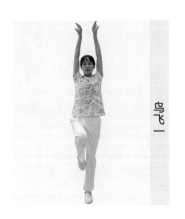

鸟飞一

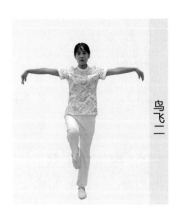

鸟飞二

5. 健身舞

健身舞的种类繁多，有来自西方的，包括拉丁健身操、尊巴、瑜伽；也有来自中国的，包括五行健身操、民族健身操和不计其数的各种广场舞。我们可以凭自己的喜好来选择健身舞，总之要想身体健康，减少颈肩腰腿疼痛相关疾病的发生，人就得全身都动起来。当然，科学适度也是很重要的，凡事过犹不及，不能因为过度锻炼、错误锻炼而造成不必要的损伤。

（1）**家庭健身操**　家庭健身操在国内盛行，一般练习者坚持练习一个月就能获得明显的成效。这套健身操动作简单，在家中床上或在地板上练习即可，一般每天练习一次最佳。具体练习方法如下：

动作一：手握重物，举到头顶上，同时呼气收腹，然后将手放下，吸气，放松腹肌。做 8~12 次。

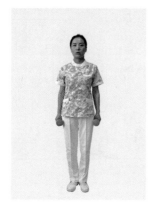
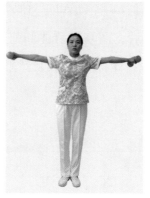
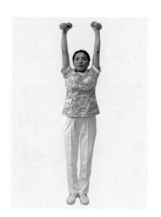

动作二：仰卧，双手放在身体两侧，双脚上举，与地面成 90°，然后抬起头部和肩膀，再慢慢还原。做 6~20 次。

动作三：俯卧，一脚垂直，另一脚抬起，双手支撑地面，抬起臀部和身体，然后放下脚，还原到原来的姿势。重复做 20 次。

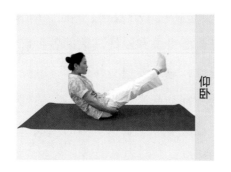
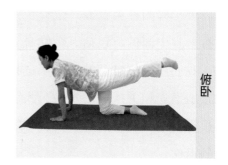

动作四：保持坐姿，两手上举，两腿打开，然后头部后仰，两手向身体两侧打开，缓慢呼吸。

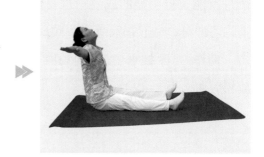

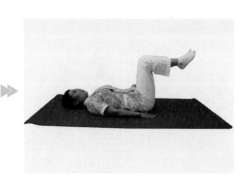

　　动作五：双手放在身体两侧支撑地面，重复做弯曲双腿、伸展双腿的动作。连续做 12 次。

　　（2）**办公室健身操**　除了在家中可以练习健身操外，在办公室也能练习健身操。通常，办公室健身操是为缓解肩颈疲劳而设计，简单易行，不需要太多器材，随时都能练习。以下是办公室健身操的动作：

　　手部动作：双手紧握拳头，然后打开，转动手腕，重复动作多次，以舒缓手部紧张感。

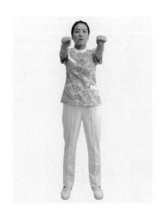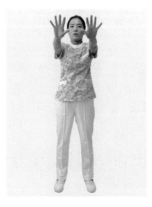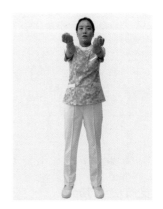

手部动作

　　肩部动作：站直，一手放在肩膀，向对侧偏转头部，尽量拉伸，然后换另一手放在肩膀，拉伸颈部，如此重复，做 1min 左右。

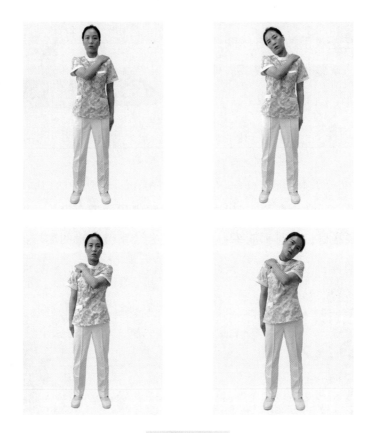

肩部动作

　　颈部动作：头从左侧转向右侧，然后再转回左侧，进而往后仰，重复做动作1min。

　　伸展动作：双手交叉，向前伸展，然后向上伸展，再互抱肘部，向左右侧弯，进而一手向上伸展，一腿放在膝盖上，扭动腰部，舒缓疲劳。

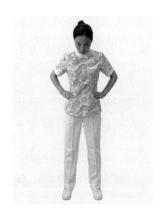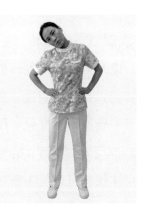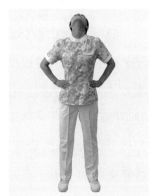

颈部动作

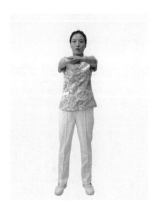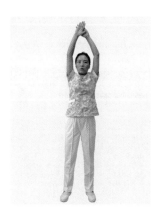

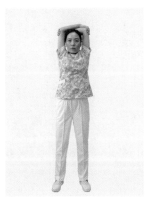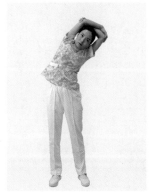

伸展动作

6. 健美操

健美操是以肢体动作表现姿态的运动，是一项全身心的有氧运动。健美操大幅度的伸展动作，以及力度与速度的变化，无不对提高神经调节能力、关节灵活性、心肺功能、身体柔韧性、肌肉力量与弹性有利。由于健美操动作多样，音乐节奏与旋律不断变化，能激发人们的活力与朝气，有利于陶冶情操，表现自我，享受欢悦，调节精神，把人带入美的情境之中，培养良好的心境。良好的身体状态可以使人精神振奋，并有助于保证机体各器官、系统功能的正常运行。经常练习健美操，有利于保持脊柱正常生理弯曲度，有利于保持头、颈、背部姿态健美，以及站、坐、行等举止风度的优雅，而且通过许多胸、腰、胯的拉伸，关节的扭转动作，还有利于优美体态的加工与改造。大众性娱乐健身的韵律健美操可以自编自练，所以也就不需要固定的套数和图解式的练习。不过，掌握一些基本动作，对于跳好健美操很有必要。

第二章

颈痛病的居家防治

正确认识颈痛病

颈部的结构特点

颈部的重要组织器官有颈椎、血管、神经、肌肉、甲状腺、气管和食道。它是人体大脑与身体躯干的连接部位，也是人体最重要，但又最脆弱的部位。

颈椎作为颈部的支柱，起着支撑大脑的作用。它由 7 块椎骨组成，除了第 1 颈椎和第 2 颈椎之间没有椎间盘外，其他颈椎间都有椎间盘支撑。

正常的颈椎有一定的生理弯曲度，稍向前突。椎体为柱状体，呈椭圆形，椎弓与椎体相连，中间形成椎孔。所有椎孔相连则形成椎管，脊髓即容纳在椎管内。

椎间盘是连接椎体的一种环状软骨结构，由髓核、纤维环、软骨板组成。正常的颈椎椎间盘应当前厚后薄，是颈椎曲度产生的原因。颈椎生理曲度的存在，不仅增加了颈椎的弹性和稳定性，并且可以缓冲外力对脑和脊髓的震荡。

颈部疾病的类型

颈部的承上启下作用使其病变造成的疾病具有一定的特殊性。它的症状不一定会只局限在颈部，反而往往会影响到头部、上肢，甚至全身。而颈部在脊椎关节中活动度最大，加之其形状不均匀、支撑结构少，致使颈椎容易发生各种类型的病变，常常成为影响人们生活质量的重要因素。

1. 颈部急性损伤

颈部的急性损伤多见于交通事故。当高速行驶的机动车急停时，头部由于惯性而急剧向前伸出，而后又会过度后伸，颈椎也因此在很短的时间内出现了幅度巨大的反复屈伸运动，从而造成了颈部皮肤、肌肉、骨骼的复合性损伤，严重的甚至会损伤脊髓，导致瘫痪，甚至危及生命。

颈部的急性损伤大多要进行住院观察治疗，往往还会留下很多后遗症，需要后期进行康复训练，以恢复一定的生理功能。

2. 落枕

落枕是颈部肌肉拉伤的一种笼统的说法，它可以出现在颈部的各个肌肉上。落枕的病因有很多，如睡眠时枕头过高、过低、过硬，睡眠姿势不良、漏风、着凉，颈部突然扭转等。发病者往往出现头突然歪向一侧，颈部无法正常活动，一侧的颈部肌肉疼痛等症状，严重者会放射到头部与上肢。

3. 颈椎病

颈椎病指的是由于颈部骨骼、椎间盘、韧带发生病变，导致神经根、脊髓、椎动脉及软组织受到外界刺激或者压迫而引起的疾病。它会导致头痛、眩晕、恶心等头部症状，也会导致以肩部疼痛、麻木为主要表现的一组综合征，甚至会导致全身的感觉、运动系统的症状表现。根据症状与体征的不同，往往把颈椎病分为局部型、交感型、椎动脉型、脊髓型、神经根型和混合型。一般的颈椎病很少采用手术治疗，因为颈部结构复杂，手术风险高，预后差，多采用物理治疗与药物疗法。轻微的颈椎病通过家庭自疗往往是可以缓解治愈的。但如果病情不发生好转，甚至有加重的现象，一定要及时到医院诊治，避免耽误病情。

引起颈痛病的原因

1. 外界暴力

车祸、击打、坠楼等外界因素对颈部组织结构产生直接的伤害，除了导致颈部疼痛，往往还合并全身其他组织器官的损伤。

2. 不良生活习惯

休息、睡眠、坐姿、站姿、饮食等都与颈痛病的发生密切相关。睡眠时枕头位置不正确、高度不合理、形状不合适或者不用枕头都会导致落枕和颈椎病的发生；长期低头看手机、看书使颈背部肌肉和韧带长期处于负荷状态，会导致颈部肌肉韧带的慢性劳损；喜欢躺在床上或者沙发上看电视的人，会导致颈椎生理曲度变直；露肩长时间吹空调、大汗后洗凉水澡、睡觉被子没盖好都会导致颈部受凉，影响颈部健康；据流行病学调查，长期吸烟的人颈椎病的患病率要高于正常人。

3. 年龄

随着年龄的增大，骨密度减低、肌肉衰退、修复能力下降，使颈椎关节的稳定性变差，结构功能更容易遭到破坏，从而发生颈部相关疾病。特别是绝经期后的女性，由于雌激素分泌降低，导致钙吸收变差，引起严重的骨质疏松，颈椎病的发病率大大上升。

颈椎病的六种类型

1. 局部型

症状：颈部剧烈疼痛，并放射到枕顶部或肩部，头部活动严重受限，患者为了缓解疼痛常用手托住下颌。

体征：患者颈部肌肉紧张，一侧或两侧均有压痛点，头颅因疼痛而不愿活动。

2. 交感型

症状：头痛、恶心；视线模糊、眼睛干涩、眼窝有胀痛感；肢体怕冷发凉，局部多汗；头晕眼花、眼睑下垂等。

体征：颈肩部肌肉痉挛，出现强直反应；患处上肢皮肤温度低、发凉、水肿；汗腺分泌异常。

3. 椎动脉型

症状：位置型眩晕或猝倒；耳聋、耳鸣、视觉障碍；感觉异常、无力持物，严重时出现对侧肢体轻微瘫痪。

体征：若使颈椎后伸、侧屈至一定程度，头部眩晕会加重，甚至猝倒。

4. 脊髓型

症状：步态不稳、行走不便、走路时有轻飘飘的感觉；单侧或双侧下肢颤抖、乏力、麻木。

体征：四肢肌肉张力增高，肌腱反射亢进，浅反射减弱；严重者可诱发同侧的髌骨阵挛或踝阵挛，出现痛觉障碍，感觉逐渐消失。

5. 神经根型

症状：肩、颈、背、上肢某一处出现持续性酸痛，并放射至手肘处，还会出现针刺或触电般疼痛；颈部及上肢出现运动障碍。

体征：受累处颈神经根的神经分布区有压痛感；肱二头肌或者肱三头肌反射减退或者消失。

6. 混合型

两种或两种以上上述病症同时存在即为混合型颈椎病。

颈椎病的自我诊断

现代人工作压力大，基层部队也因其特殊性导致就医困难，往往官兵出现了颈部不适的症状也无暇就医。在此，我们介绍几种简单的自我评测方法，可以用来确认自己是不是得了颈椎病，以便尽早采取措施，自我治疗或者去医院诊治，以免病情加重，造成不可挽回的伤害。

1. 按压头部法

受试者端坐在椅子上，头肩部向上挺直，帮助者左手置于受试者头顶，右手握拳，轻微打击左手，使压力下传。此方法会使受试者的椎间孔受到压缩和震动，如果受试者感觉疼痛或者麻木，则可能患有颈椎病。

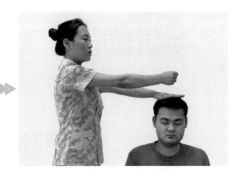

2. 枕、下颌牵引法

受试者取坐位，帮助者左手托住受试者下颌部，右手托住其枕后部。嘱受试者全身放松，双手同时用力向上牵引，如果受试者感觉疼痛减轻或产生舒适感，则受试者可能患有颈椎病。

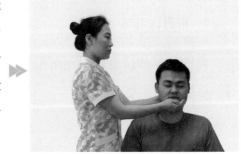

3. 抬高手臂法

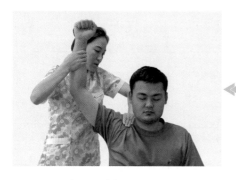

受试者取坐位，低下头。帮助者站在其身后，用左手扶住受试者的肩部，右手握住受试者所测肢体的肩部，向后上方推拉。倘若所测肢出现放射性疼痛，则可能患有颈椎病。

4. 颈部旋转活动法

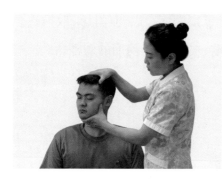

受试者取坐位或者站立位，左右旋转颈部约 1min，如果出现上肢放射性疼痛或者麻木感，再前屈或后伸头部，疼痛或麻木感加重，则可能患有颈椎病。

颈痛病的治疗方法

颈痛病的药物治疗

1. 非甾体抗炎药

内服非甾体抗炎药对缓解急性期疼痛有一定的效果。常用的为布洛芬、双氯芬酸和塞来昔布等。

2.中药方剂

（1）**黄芪桂枝汤** 葛根 30g，桂枝、白芷各 12g，白芍 15g，大枣 5 枚，生姜 3 片，甘草 6g。水煎，每日 1 剂，分早晚 2 次服用，10 天一个疗程，2~3 个疗程见效。益气温经，用于治疗神经根型颈椎病。

（2）**葛根芍药汤** 芍药 45g，葛根 60g，木瓜 15g，菟丝子 90g，甘草 6g，僵蚕 12g，红花、桃仁、桂枝各 10g。水煎，每日 1 剂，分早晚 2 次服用，10 天一个疗程，2~3 个疗程见效。治疗颈椎病引起的头晕、肢体麻木等症状。

（3）**骨威方** 鹿角片、威灵仙、鸡血藤、生地黄各 30g，骨碎补、补骨脂、姜黄、红花各 10g，细辛 6g，当归 20g。水煎，每日 1 剂，分早晚 2 次服用，10 天一个疗程，2~3 个疗程见效。能散寒化瘀、活血通络，消除颈椎病引起的颈项强直、手指麻木、剧烈疼痛等症状。

（4）**活血除眩汤** 葛根、丹参各 30g，当归 15g，红花、天麻各 10g。水煎，每日 1 剂，分早晚 2 次服用，10 天一个疗程，2~3 个疗程见效。可改善由颈椎退行性改变、骨质增生引起的脑供血不足。

（5）**活络通痹汤** 独活 12g，熟地黄 15g，丹参 30g，黄芪 30g，细辛 6g，牛膝 10g，地龙 10g，土鳖虫 6g，川续断、制川乌各 15g，桑寄生 30g，炙甘草 10g。水煎，每日 1 剂，分早晚 2 次服用，严重时每日煎两剂，分 4 次服用。能化痰浊，使血脉通畅，对椎动脉型颈椎病疗效良好。

3.西医膏药和药膏

扶他林软膏、吲哚美辛贴片、复方水杨酸甲酯薄荷醇贴剂、氟比洛芬巴布膏均可用于颈痛病。

4.外敷药物

（1）**颈椎康复膏**

配方：灵仙、葛根、鸡血藤、桂枝各 90g，生草乌、生川乌、生马钱子各 60g，土元、骨碎补、狗脊、川牛膝、白芍、赤芍、川芎、穿山龙、姜黄、丹参、伸筋草、透骨草各50g，生乳香、生没药、细辛、樟脑、当归、红花、桃仁、木瓜、地龙各45g，花椒、三七、全蝎、蜈蚣、血竭、儿茶、薄荷脑、防己各30g。

制法：研磨成细末，混合均匀小火炖煮至黏稠，冷却后常温保存。

用法：取适量涂抹于患处，纱布覆盖，敷贴6~8h后清洗，每日1次。

（2）强颈膏

配方：威灵仙、鸡血藤、骨碎补90g，生马钱子、川芎、川断、白芍、木瓜、牛膝、枸杞、肉苁蓉60g，生南星、大黄、重楼、生地黄、桃仁、三七、元胡45g，全虫、蜈蚣、土元、生乳香、生没药、血竭、儿茶、鹿角胶、樟脑、薄荷脑、防己30g。

制法：研磨成细末，混合均匀小火炖煮至黏稠，冷却后常温保存。

用法：取适量涂抹于患处，纱布覆盖，敷贴6~8h后清洗，每日1次。

（3）伸筋汤

配方：桂枝、红花、乳香、没药、五灵脂各9g，刘寄奴、兔儿散、伸筋草、桑寄生各12g，苏木6g。

制法：研为粗末，装入布袋内加水煎煮30min。

用法：将毛巾放在煮好的汤药中浸湿，拧干，敷在患处。毛巾温度达到人体耐受限度即可，不能太烫，每次15~20min，每天3~4次。

（4）防风汤

配方：川乌、草乌各90g，附子、乳香、当归、姜黄各60g，马钱子、川芎、防风、桂枝、元胡各30g。

制法：研为粗末，装入布袋内加水煎煮30min。

用法：将毛巾放在煮好的汤药中浸湿，拧干，敷在患处。毛巾温度达到人体耐受限度即可，不能太烫，每次15~20min，每天3~4次。

5. 食疗

由于颈椎病是椎体增生、骨质退化疏松等引起的，所以食疗主要以补充丢失的营养元素为主。其中钙是骨的主要成分，以牛奶、鱼、猪尾骨、黄豆、黑豆等含量为多；蛋白质是形成韧带、骨骼、肌肉所不可缺少的营养素，鸡蛋白、牛肉、羊肉都含有丰富的蛋白质；维生素 B、E 则可缓解疼痛。另外，如颈椎病属湿热阻滞经络者，应多吃些葛根、苦瓜、丝瓜等清热解肌通络的果蔬；如属寒湿阻滞经络者，应多吃些狗肉、羊肉等温经散寒之食物；如属血虚气滞者，应多进食公鸡、鲤鱼、黑豆等食物。下面给大家列举几个简单又滋补的食谱。

（1）**枸骨叶茶**　取等量的枸骨叶和茶叶，研磨成粗末，用滤泡袋分装，每袋 5g。每日 2 次，每次 1 袋，用开水冲泡 10min 后即可饮用。可以治疗风湿痹痛、外伤引起的颈椎病和颈部疼痛。

（2）**当归鲴鱼汤**　取当归 6g，伸筋草 15g，板栗数颗，鲴鱼 1 条，炖煮至鱼烂熟，饮汤食鱼。有助于治疗四肢麻木、足软无力的颈椎病患者。

（3）**杜仲腰花**　炙杜仲 12g，猪腰子 250g。将杜仲加水熬煮成药液 50ml，加料酒、盐、胡椒等调料一起拌入切好的腰花腌制 30min 以上。油爆腰花，加入葱、姜、蒜等快速翻炒出锅，即可食用。主治颈椎病伴骨质增生、腰腿疼痛、头晕眼花等症状。

（4）**紫菜决明茶**　紫菜 15g，决明子 15g，菊花 4~5 朵，加水共同煎煮。经常服用可以治疗高血压及颈椎病引起的视力模糊、头晕目眩。

（5）**葛根赤豆粥**　取葛根 15g，赤小豆 20g，粳米 30g。煎煮葛根水，去渣取汁，再加入粳米、赤小豆和足量的水，共同煮粥服用。可以治疗颈部僵硬。

颈痛病的药枕治疗

药枕就是在枕头内装入具有芳香开窍、安神镇静、舒筋活血的中药，用来辅助治疗颈痛病的一种工具。对于颈痛病的患者来说，睡姿不良是一个引起疾病的重要原因。药枕既能改善睡姿，使颈椎处于一个健康的生理状态；又能通过药物的渗透作用，达到治疗效果；并且药枕中的芳香物质还有安神的功效，可以说是一举多得。现向大家介绍几种药枕的制作与使用方法。

1. 药枕的制作

制作药枕时，首先要将各种药物烘干，混合均匀。再将药物用纱布包裹成卷，最后用干爽、透气的棉布做成枕套，包裹缝合后用手拍打均匀。药枕一般做成圆柱形，长 40cm 左右，直径 8~10cm 左右。

2. 药枕的使用方法

（1）睡觉时先取仰卧姿势，使药枕上缘与肩相平，保持头颈部轻度后仰伸位，保持这个姿势 20~30min。

（2）将药枕上移至肩与枕后粗隆之间的位置，使枕头和后颈部尽量充分接触，并调整姿势使颈部舒适，保证颈椎处于自然生理前屈位入睡。

（3）药枕使用过程中要保持干燥，每周应至少放阳光下暴晒一天，潮湿会使药物加速失效。每次制作的药枕可以使用 3~4 个月。

3. 药枕配方

（1）晚蚕沙 200g，绿豆衣、白芷、川芎、防风各 100g。（对神经根型颈椎病效果最为明显）

（2）通草 300g，菊花 250g，白芷 100g，红花 100g，佩兰 100g，川芎 100g，厚朴 100g，石菖蒲 80g，桂枝 60g，豨莶草 100g，苍术 60g。（对颈项酸困、疲乏不适有很好的治疗效果）

（3）在第二种配方的基础上，再加葛根 60g，辛夷花 60g。（对颈椎病引起的头晕、目眩等症状有效）

（4）在第二种配方的基础上，再加桑枝 100g，防风 100g，羌活 100g，黄芪 50g。（适用于由颈椎轻度骨质增生、软组织紧张引起的肢体麻木等症状）

4. 颈痛病的点穴疗法

（1）列缺

取穴定位：在前臂桡骨茎突上方，腕横纹上 1.5 寸，在肱桡肌与拇长展肌腱之间。

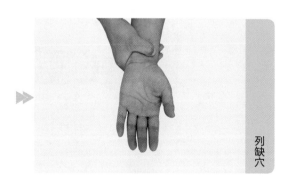
列缺穴

点穴方法：手掌虎口打开对准手臂，用大拇指指端按压，力量不宜过大，有酸胀感即可。每日早晚各一次，每次 1~3min。

功效：缓解工作压力、放松颈部肌肉，疏通经络血脉；能有效缓解颈椎病引起的头部眩晕、不适症状。

（2）外关

取穴定位：在手背腕横纹上 2 寸，尺桡骨之间。

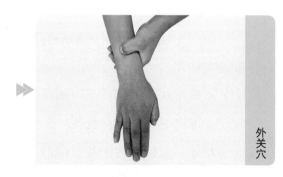
外关穴

点穴方法：施术手虎口打开，呈钳拿状，以拇指指端按于外关穴位置，然后进行揉捏，力度、频率适中。

功效：按摩此穴可以治疗感冒、头痛、耳鸣、耳聋、颈项疼痛、手颤、上肢放射痛。

（3）曲池

取穴定位：曲肘呈直角，在肘横纹外侧端与肱骨外上髁连线中点。

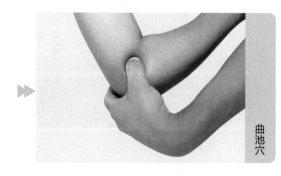
曲池穴

点穴方法：患者半曲肘，施术者以拇指指端按于患者肘关节

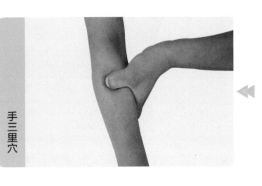

曲池穴，进行点按，刺激力度较大，以患者能耐受为度，动作要缓慢。

功效：按摩此穴可以治疗眼疾、牙痛、上肢麻痛、颈项强直。

（4）手三里

取穴定位：屈肘，在前臂背面桡侧，阳溪穴与曲池穴的连线上，肘横纹下2寸。

点穴方法：患者一手半屈肘，施术者以拇指指端按于患者手三里穴，点按，刺激力度较大，以患者能耐受为度，动作宜缓慢。

手三里穴

功效：按摩此穴可以治疗齿痛颊肿、半身不遂、面神经麻痹、颈肩痛、落枕。

（5）大椎

取穴定位：低头时颈部最突出的骨头即为大椎骨，大椎骨下的间隙就是大椎穴。

点穴方法：手绕颈至对侧反握颈部，大拇指指尖向下，用指尖按揉穴位。每次1~3min，早晚各一次。

功效：大椎穴为手足三阳的阳热之气的汇聚点，与督脉的阳气上行到头顶。按压此穴可以缓解由风热感冒、中暑引起的颈肩背部疼痛和头痛。

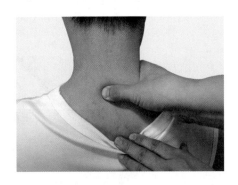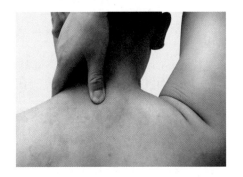

大椎穴

（6）颈后拿捏法

操作方法：一手拇指与其余四指呈钳子形状按于颈部两侧，自风池穴起至肩井穴，往返拿捏数次。一手操作疲劳后换另一手施术，往复数次。

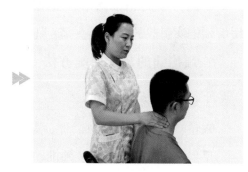

功效：可以缓解头晕、头痛、目眩，放松颈部肌肉，缓解疲劳。

5. 拔罐疗法治疗颈痛病

（1）选穴定位

大椎穴：位于人体背部，第7颈椎与第1胸椎棘突之间。

大杼穴：位于人体背部，第1胸椎棘突下，旁开1.5寸处。

（2）操作方法　让患者趴在床上，充分暴露背部；对穴位皮肤进行消毒；用梅花针叩击穴位，使皮肤轻微出血后停止；将大号火罐吸拔在穴位上，留罐10~15min；以被拔部位充血发紫，并有少量淤血和黏液被拔出为度。

（3）功效　祛湿散寒，拔毒排脓，疏通气血，缓解头晕、头痛、颈肩部僵硬等症状。

6. 刮痧疗法治疗颈痛病

（1）刮痧部位

头部：风池穴，后头骨下，枕骨粗隆上两侧凹陷处，相当于耳垂平齐。

肩部：肩井穴，大椎与肩峰端连线的中点，乳头正上方与肩交界处。

上肢部：外关穴，在前臂内侧，阳池与肘尖的连线上，腕背横纹上2寸，尺骨与桡骨之间。

（2）**刮痧方法**　平面刮法、平面按揉法，40次，力量适度。

（3）**功效**　舒筋活络、祛风散寒、活血化瘀、增强抵抗力和免疫力，缓解颈椎病引起的头晕、头痛、上肢麻木、颈项僵硬疼痛。

7. 颈痛病的足疗保健方法

（1）**穴位及反射区**

穴位：昆仑、太冲、京骨、束骨、足通谷。

反射区：大脑、肾脏、颈椎、颈、输尿管、膀胱、肺及支气管、胸椎、腰椎、骶骨、内尾骨、甲状旁腺、甲状腺、肾上腺。

（2）**按摩方法**　按顺序点按昆仑、太冲、京骨、束骨、足通谷等穴位，各2~3分钟。

用拇指指端点法、示指指关节点法、拇指关节刮法按顺序点按各反射区，每个反射区2~3min，以局部出现酸胀感为最佳。

最后捻揉摇拨各脚趾，以大、小趾为主。

（3）**疗程**　取双足按摩，一天2次，7天为一个疗程。

8. 颈痛病的手疗保健方法

（1）**穴位及反射点**

穴位：头穴、颈肩穴。

反射点：肩点、颈项点。

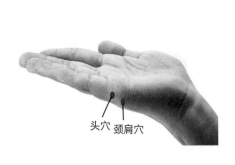

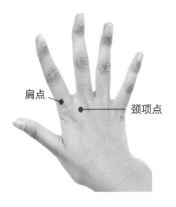

（2）**按摩方法**　按头穴、颈肩穴的顺序各自按揉 20 次，完成后重复 2~3 次；按肩点、颈项点的顺序各掐按 1~2min，完成后重复 2~3 次。

（3）**疗程**　左右手交替进行，一天 2~3 次，7 天为一个疗程。

9. 颈痛病的康复锻炼

（1）**屈伸练习（屈伸功能恢复）**　站立位，身体前倾，呈鞠躬状。颈部做前屈—后伸交替运动。练习时速度要慢，前屈、后伸都要达到最大限度后方可转换。

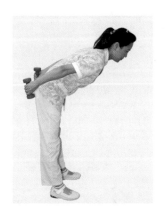 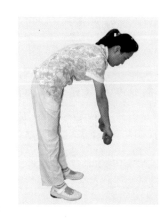

（2）**侧屈练习（侧屈功能恢复）**　站立位，两脚打开与肩同宽。头往一侧侧屈，速度要慢，达到最大限度后停留片刻，换另一侧练习。

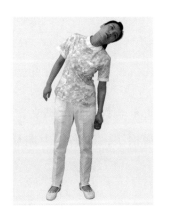 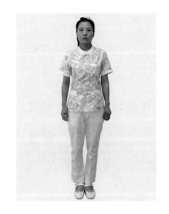

（3）旋转练习（旋转功能恢复）　两脚微微张开站立，双手叉腰。头部缓缓转向一侧，转至一定角度后停留片刻，再转向另一侧。

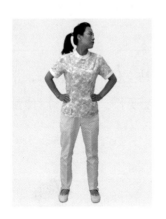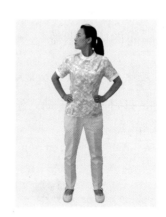

（4）隔墙望物（颈肩部肌肉功能恢复）　双脚并拢站立，脚尖微微踮起，抬下颌仰望前方。做动作时想象面前有一堵墙，隔着墙看对面的东西。

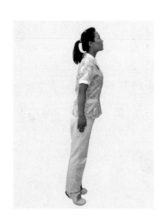

（5）雄鹰收爪（肩背部肌肉功能恢复）　双脚分开站立，与肩同宽。双手侧平举，手呈爪型，慢慢内收，挺胸抬头，双肩用力向后方收缩，保持 5s，而后缓缓打开。

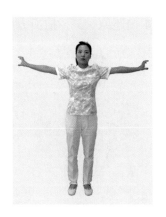
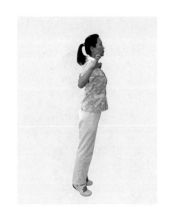

以上各组动作每次练习 10 组，每日可练习 3~5 次。

10. 颈椎保健操

颈椎是连接大脑与身躯的桥梁，它的重要性不言而喻。等到颈椎出问题了再处理往往为时已晚。所以，对于颈椎的防护要以预防为主，简单而又有效的方法是做颈椎保健操。常做颈椎保健操有助于缓解颈部肌肉的酸痛与疲劳，拉伸棘间韧带，舒缓压力，使我们的头脑更清明，身体更健康。

准备姿势：两脚开立，与肩同宽，双手叉腰。

第一节：1、2 拍头颈部向左屈曲，3、4 拍还原，5~8 拍换方向做。

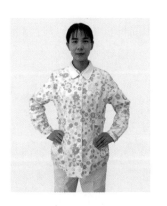
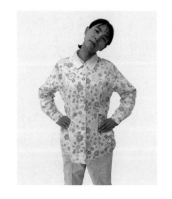

第二节：1、2 拍头颈向左旋转，3、4 拍还原，5~8 拍换方向做。

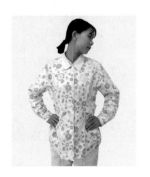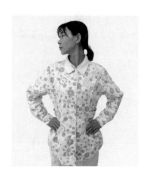

第三节：1、2 拍头顶用力向上顶，下颌内收，3、4 拍放松还原，5~8 拍重复 1~4 拍的动作。

第四节：1~4 拍颈项向左、前、右环绕至还原，避免后仰，5~8 拍同 1~4 拍，方向相反。

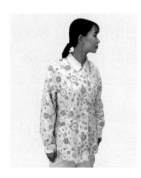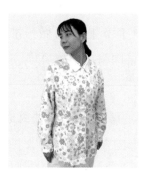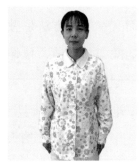

第五节：1、2 拍头向左旋、左手经体前伸向右肩上方，3、4 拍还原，5~8 拍动作同上，方向相反。

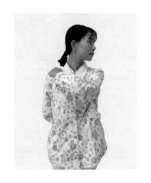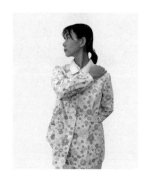

第六节：1、2拍颈项向左侧，左手经头顶上方触右耳，3、4拍还原，5~8拍动作同上，方向相反。

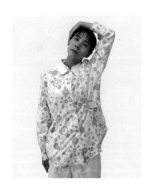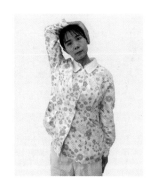

第七节：1、2拍低头含胸，两臂在胸前交叉，尽量伸向对侧，左臂在下，3、4拍抬头挺胸，两臂尽量外旋，肘屈曲，手与肩平，头左旋看左手，5~8拍同1~4拍，方向相反。

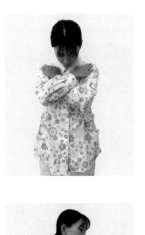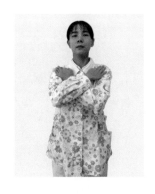

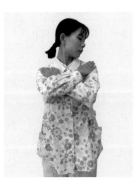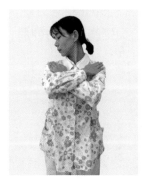

第八节：两手抱头后手交叉，1~4拍稍低头，两肘向两侧张开，5~8拍用力抬头，两手向前用力，与头对抗，不使其后仰。

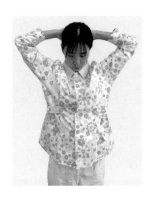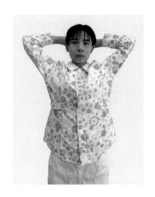

第九节：两手掌托住下颌，1~4拍用力低头，使下颌下压，同时手掌顶住下颌不使它向下。

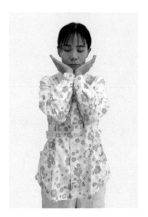

第十节：1~4拍低头含胸，两手在背后，手指交叉，肘半屈，手心向上。5~8拍抬头挺胸，用力伸肘，同时翻掌向下，头后仰。

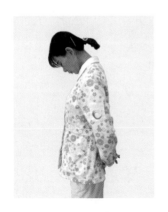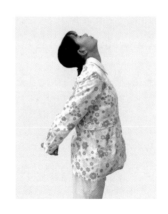

第十一节：1~4 拍左肩向前旋转至前臂垂直，掌心向前，右肩向后旋转至右手心向后，眼视左手。5~8 拍头部缓慢还原，换方向再做一个 8 拍。

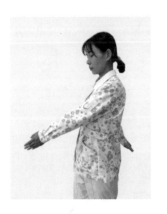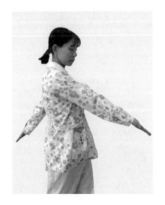

第十二节：两臂半屈在体前交叉。1~4 拍两臂在交叉状态下，上举到头上，抬头眼视双手。5~8 拍两臂分开，经体侧下降回到准备姿势。

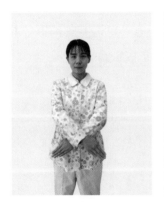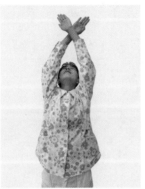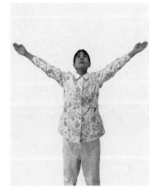

第三章

肩痛病的居家防治

正确认识肩痛病

肩部的结构特点

肩关节是由肩胛骨的关节盂与肱骨头组成，是人体中活动范围最大的关节。它以胸锁关节作为支点，以锁骨作为杠杆，可以做前屈、后伸、内收、外展、内旋、外旋以及环转等运动。肩关节缺乏稳定性，特别容易损伤。

造成肩部疼痛的疾病类型

1. 炎症反应性疾病

这是临床上最常见的一系列疾病，它是由一个或多个肌肉、韧带、滑囊的炎症所引起的疼痛。最常见的是肩周炎，50 岁左右女性多见，也被人称作"五十肩"；其次是肱二头肌长头腱鞘炎、冈上肌腱炎、冈上肌腱钙化、肩峰下滑囊炎、三角肌下滑囊炎和肩撞击综合征等。这类疾病的种类虽多，但致病机理都相似，都是由于劳损、外伤或者风寒而引起的炎症，可通过家庭自疗来缓解和康复。

2. 关节结核或肿瘤

如果肩关节除了疼痛外还出现异常肿胀、异物感、发热，则要考虑关节结核或者肿瘤。这一类疾病需要及时就医，对症抗结核治疗或者外科手术干预，不要耽误病情。

3. 肩袖损伤

肩袖是覆盖于肩前、上、后方至肩胛下肌、冈上肌、冈下肌、小圆肌等肌腱组织的总称。由于它们合在一起相当于 T 恤袖子的部分，所以被称为肩袖。当受到巨大外力的作用时，比如跌倒时手外展着地、手持重物肩关节突然外展上举，会使肩袖肌肉撕裂。外力越大，撕裂越严重。肩袖损伤靠单纯的自我治疗是很难完全康复的，甚至操作不当还会引起更严重的撕裂，加重病情。所以，当有明确的外伤史，肩部突发剧烈疼痛的情况下，应当立即去医院就医诊治。

4. 其他疾病牵累

一些免疫异常疾病和代谢性疾病也会造成肩部疼痛，如类风湿关节炎、系统性红斑狼疮、多发性肌炎、痛风、骨质疏松等。这些疾病往往累及全身多个部位和器官，通过家庭自疗手段可以缓解局部症状，但更重要的是整体的综合治疗。

5. 内脏器官疾病牵涉痛

一些内脏器官病变会引起肩部的牵涉痛，如心脏病、胆囊炎、右膈下肝脓肿等。这些疾病引起的肩部疼痛，在肩部的相关检查中很难发现病因。

肩部炎症反应性疾病的病因

（一）中医

中医认为，风寒入体是导致肩痛病的主要原因。生活环境湿冷、长期开空调吹冷风、袒露肩膀睡觉都会导致寒气入侵血脉。血遇寒就会凝滞，导致肩部气血不畅。"不通则痛"，所以风寒入肩必然会导致肩部疼痛。

（二）西医

西医认为肩部的无菌性炎症是导致肩部疼痛的主要原因，炎症是机体的一种防御反应，主要表现为"红、肿、热、痛"，其发生、发展过程如下：局部组织损伤—细胞受损、发生肿大或坏死—血管通透性增加、炎性物质渗出—浸润局部、刺激周围组织—病变部位周围肌肉、肌腱、关节发生出血、水肿、黏连。

1. 肩部疲劳引起肩部疼痛

长时间操作电脑、过度健身、打羽毛球和网球、游泳，这些活动的过程中都要频繁地使用肩部，如果不注意休息，就会使肩部过度疲劳，引起肩部的无菌性炎症。

2. 衰老伤肩

（1）**骨质疏松**　人过中年后骨钙更容易流失，而吸收能力反而减弱。尤其是绝经期后的妇女，由于雌激素的减少，表现更为明显。骨质疏松使肩关节骨骼变得脆弱，承受能力下降，更容易引起骨折和关节面的损伤，引起疼痛。

（2）**关节囊老化**　随着年龄增大，关节囊的弹性和韧性都在不断降低，磨损的积累也越发严重，出现关节囊硬化、活动度减弱，关节疼痛症状加重。

（3）**肌肉衰退**　肩关节活动度大，肌肉丰富。而随着年龄的增大，关节周围肌肉力量衰退，关节稳定性变差，所以损伤更容易发生。

（4）**修复能力下降**　整体体质的减弱，使机体在产生炎症后，局部修复和对刺激的耐受能力下降，使肩痛的发生概率增加、持续时间延长。

3. 侧卧伤肩

（1）长时间单向侧卧会压迫一侧关节、三角肌和腋窝，使这部分区域的供血发生障碍。缺血缺氧会使臂丛神经麻痹，导致上臂麻木。

（2）长时间单向侧卧位会由于肩关节内旋而导致关节囊长时间受到卡压，发生无菌性炎症，引起肩周炎。

（3）腋神经长期受压会引起它支配的三角肌麻痹，甚至引起三角肌萎缩，最终形成"方肩"。

（4）肩部疼痛患者侧卧压迫患处会加重病情，起床后疼痛加剧，活动更加不便。

常见的肩痛病种类

1. 肩周炎

肩周炎是肩关节周围肌肉、肌腱、滑囊和关节囊等软组织的慢性无菌性炎症。炎症导致关节内外粘连，从而影响肩关节的活动。其病变特点是广泛，即疼痛广泛、功能受限广泛、压痛广泛。肩周炎的全称是肩关节周围炎，本病好发于 50 岁左右的人，故又称五十肩。因患病以后，肩关节不能运动，仿佛被冻结或凝固，故称冻结肩、肩凝症。

2. 颈肩肌筋膜炎

颈肩肌筋膜炎是由致病因子侵犯颈、肩的纤维组织使之产生损伤及无菌性炎症，由此而引起广泛的颈、肩部肌疼痛及痉挛等一组临床表现。

同时上呼吸道感染或其他引起发热的炎症，气候改变如寒冷潮湿时，以及身体过度劳累等也可引起颈肩无菌性炎症。软组织创伤性无菌性炎症及疼痛，刺激肌肉产生持久的收缩状态，出现肌紧张，肌肉长期痉挛造成局部软组织血管痉挛，肌肉和筋膜供血不足，营养障碍，组织无菌性炎症加重，如此形成恶性循环，使疼痛加剧。

3. 肩袖损伤

肩袖（rotator cuff）是由冈上肌、冈下肌、肩胛下肌、小圆肌的肌腱在肱骨头前、上、后方形成的袖套样肌样结构。所谓的肩袖损伤是指由于退行性变或者是严重的外伤导致的这部分肌肉或者肌腱的损伤。一般病人会表现为夜间疼痛，此外还有肩关节的无力或者是活动受限。

肩痛病的治疗方法

肩痛病的药物治疗

1. 非甾体抗炎药

各种非甾体抗炎药对缓解肩部疼痛均有很好的疗效。

2. 中药方剂

（1）**化瘀汤** 当归 9~15g，熟地黄 6~9g，白芍（酒炒）6g，川芎 3g，肉桂 6g，桃仁 3g（去皮），红花（酒炒）2~4g。水煎，加酒服，每日 1 剂，分午后、傍晚两次服用，14 天一个疗程。治疗肌肉酸胀疼痛。

（2）**葛根汤** 葛根 12g，白芍 6g，生姜 6g，大枣 12 个，甘草 6g，桂枝 6g。水煎服，每日 1 剂，分早、晚两次服用，10 天一个疗程。治疗颈肩部僵硬，回转不灵，酸楚疼痛。

（3）四物汤 熟地黄 12g，当归 9g，白芍 6g，川芎 6g。水煎服，每日 1 剂，分早、中、晚三次服用，14 天为一个疗程。温经通络、活血化瘀。

3. 西医膏药和药膏

扶他林软膏、吲哚美辛贴片、复方水杨酸甲酯薄荷醇贴剂、氟比洛芬巴布膏均可用于肩痛病。

4. 外敷药物

（1）乌星膏

配方：生川乌、生草乌、生南星、洋金花各 150g，细辛 50g，松节油 150g。

制法：研磨成细末，混合均匀小火炖煮至黏稠，冷却后常温保存。

用法：取适量涂抹于患处，纱布覆盖，敷贴 6~8h 后清洗，每日 1 次。

（2）祛风膏

配方：生马钱子 300g，荆芥、防风各 200g，川芎、肉桂、细辛各 150g，蓖麻子油 300g。

制法：研磨成细末，混合均匀小火炖煮至黏稠，冷却后常温保存。

用法：取适量涂抹于患处，纱布覆盖，敷贴 6~8h 后清洗，每日 1 次。

（3）茴香酒

配方：茴香 15g，樟脑 15g，丁香 10g，红花 9g，白酒 500ml。

制法：将药材于白酒中浸泡一个月以上即可。

用法：取适量涂于患处，用手搓揉至发热。

（4）透骨汤

配方：伸筋草、透骨草、海桐皮、荆芥、防风、附子、千年健、威灵仙、桂枝、羌活、独活、麻黄、红花各 30g。

制法：研为粗末，装入布袋内加水煎煮 30min。

用法：将毛巾放在热水中浸湿，拧干，敷在患处。毛巾温度达到人体耐受限度即可，不能太烫，每次 15~20min，每天 3~4 次。

5. 食疗

（1）**葱姜煲羊肉**　羊肉 100g、大葱 30g、生姜 15g、大枣 5 个、红醋 30g。加水炖煮至羊肉肉烂。具有益气、散寒、通络的功效。

（2）**木瓜甘草茶**　木瓜 15g，南五加 12g，炙甘草 6g。加水 500ml 煮沸 15 分钟，口服。可以起到舒筋活络、和胃化湿的作用。初汤饮用完毕后可以加沸水冲泡再次饮用，每日 1 剂。

（3）**乌姜粥**　生川乌 12g，粳米 50g，生姜汁 1 勺，蜂蜜 3 大勺，慢火熬煮，空腹服用。有散寒通痹的功效。

6. 肩痛病的点穴疗法

（1）**肩井**

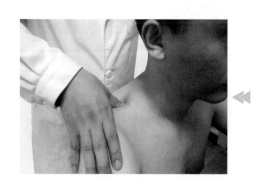

取穴定位：低头，第 7 颈椎突出点与肩峰连线的中点。

点穴方法：手掌四指搭于双肩，用大拇指指腹按压。每日早晚各 1 次，每次 1~3min。

功效：缓解工作压力、放松颈肩部肌肉，疏通经络血脉。

（2）**天宗**

取穴定位：肩井穴垂直向下一横掌，位于肩胛骨冈下窝的中央凹陷处。

点穴方法：单人时可用对侧手过肩，用中指指腹按揉；双人协助可用双手大拇指指腹按揉穴位。每次 1~3min，早中晚各 1 次。

功效：按揉天宗穴有疏通肩部经络、活血理气的作用，能够治疗肩胛疼痛、肩背部损伤、上肢不能抬举等疾病。长期按压此穴，对气喘、面颊水肿、胸痛也有很好的治疗效果。

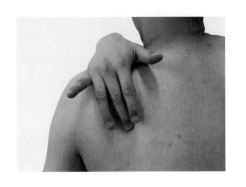
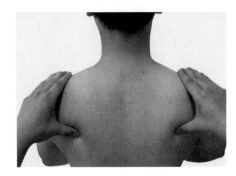

（3）**中府**

取穴定位：乳头外侧旁开两指，往上直推三条肋骨处便是本穴（平第一肋间隙）。

点穴方法：将手抓握于肩膀，大拇指指腹按揉。每次 1~3min，早晚各 1 次。

功效：按压中府穴可以缓解肩前部疼痛。《针灸大成》中记载，点压中府穴可以使上身瘀滞之气疏利下降而通畅，对胸闷气短、喉咽不利也有很好的治疗效果。

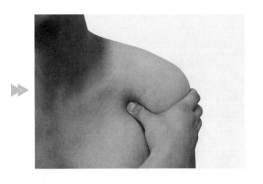

（4）**极泉**

取穴定位：位于人体腋窝正中，腋动脉搏动的触及位点。

点穴方法：用对侧手中指尖按压，宜轻按即有特别酸痛的感觉。腋窝神经血管丰富，宜轻揉轻按，每次 1~3min，早晚各 1 次。

功效：极泉穴位于心经的最

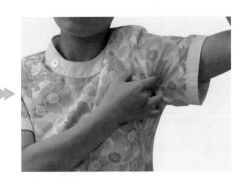

高点上，点按可用于治疗各种心脏病。肩膀疼痛、臂肘麻木、肋间神经痛点压此穴能有明显的缓解作用。

（5）**肩贞**

取穴定位：此处穴位在肩关节下方，腋后横纹上1寸。

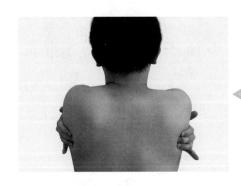

点穴方法：双臂互抱，中指指腹所在位置就是肩贞穴，用中指指腹按揉。每次1~3min。

功效：对于长期伏案工作引起的肌肉僵硬、肩膀疼痛、双臂麻木都有很好的疗效；长期按压此穴位还能起到耳聪目明、舒筋活络的功效。

（6）**大椎**

取穴定位：低头颈部最突出的骨头即为大椎骨，大椎骨下的间隙就是大椎穴。

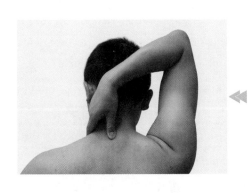

点穴方法：手绕颈至对侧反握颈部，大拇指指尖向下，用指尖按揉穴位。每次1~3min，早晚各1次。

功效：大椎穴为手足三阳的阳热之气的汇聚点，与督脉的阳气上行到头顶。按压此穴可以缓解由风热感冒、中暑引起的颈肩背部疼痛和头疼。

（7）肩中俞

取穴定位：大椎穴旁开2寸。

点穴方法：手环绕至对侧肩，用中指的指腹揉按。每次1~3min，早晚各1次。

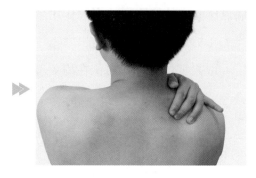

功效：按揉肩中俞穴可以舒筋活血，宣肺解表。对于长期伏案引起的肩背酸软、疼痛有着很好的疗效。此外对改善视力、呼吸系统疾病也有很好的治疗效果。

（8）大杼

取穴定位：第1胸椎棘突下，旁开1.5寸。

点穴方法：拇指指腹按压，每次1~3min，早晚各1次。

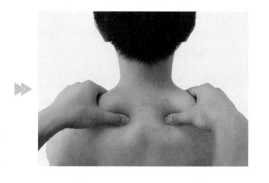

功效：针对长期伏案工作、看电脑引起的督脉、足太阳膀胱经受阻，有通畅气血，治疗肩背部疼痛的效果。

（9）肩髃和肩髎

取穴定位：上臂外展时，肩峰前下方凹陷处为肩髃穴，后下方凹陷处为肩髎穴。

点穴方法：虎口朝向肩膀，用拇指、中指同时点压两个穴位，每次3~5min，早中晚各1次。

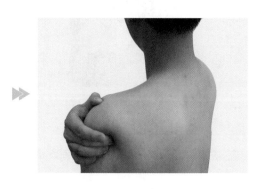

功效：按摩这两个穴位有祛

风湿、通经络的作用，能明显缓解手臂疼痛不能抬举、肩周围关节炎、肋间神经痛等症状。

火罐与艾灸

点穴疗法的穴位如有条件采用拔火罐和艾灸的方法进行保健治疗，效果将更为明显。针对特定的疾病与损伤还有相应穴位进行配伍，联合运用效果更佳。

1. 类风湿关节炎

所选穴位：大椎、膈俞、脾俞、血海、气海、肩髃、曲池、外关穴。

操作方法：留罐或艾灸 10min，每日 1 次，8 次为一个疗程。

2. 劳力性肩部韧带肌肉损伤

所选穴位：天宗、曲垣、肩贞、肩前、曲池穴。

操作方法：留罐或艾灸 15min，两天 1 次，10 次为一个疗程。

肩痛病的足疗保健方法

1. 穴位及反射区

穴位：昆仑、地五会、照海、束骨、丘墟、太白。

反射区：肾、肾上腺、膀胱、肩胛骨、输尿管、肩、肘、颈项、颈椎、胸椎、甲状旁腺、上身淋巴结、斜方肌。

2. 按摩方法

按顺序点按昆仑、地五会、照海、束骨、丘墟、太白，各 2~3min。

点按肾、肾上腺反射区各 2min；从足趾向足跟方向推按输尿管，点按膀胱反射区各 2min；钳动颈项、颈椎，点按上身淋巴结反射区各 2min；横向刮动斜方肌反射区 1min；从前向后推按肩胛骨、肩、肘反射区各 1min。

3. 疗程

取双足按摩，一天 2 次，7 天为一个疗程。

肩痛病的手疗保健方法

1. 穴位及反射点

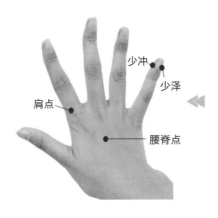

穴位：少泽、少冲。

反射点：肩点、腰脊点。

2. 按摩方法

按少泽、少冲、肩点、腰脊点的顺序各按揉 20 次，完成后重复 2~3 次。

3. 疗程

左右手交替进行，一天 2~3 次，7 天为一个疗程。

肩痛病的康复锻炼

1. 左右开弓

站立，两掌放在眼睛高度，小臂与身体平行，掌心向外，肘向斜前方，两手同时左右分开，挺胸，再还原重复。

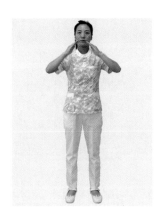 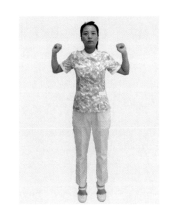

2. 提按手掌

站立,屈肘,肩部用力使手臂上提,两掌与小臂相平,抬至胸前与肩平,掌心向下,用力下按,直到两臂伸直。

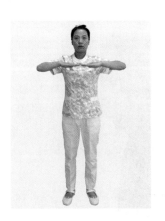 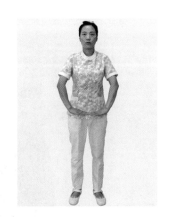

3. 耸肩环绕

站立,两脚分开,与肩同宽,臂侧平举,屈肘,手指轻松接触肩部,按逆时针和顺时针各环绕 5 圈。

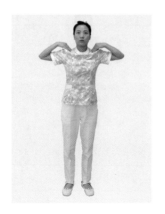 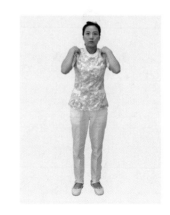

4. 按摩胸腹

站立，屈肘，掌心向内放在胸部，自左向右轻揉胸部、腹部和小腹部，再自右向左做同样的动作，反复数次。

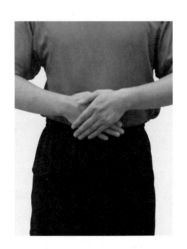

5. 前举爬墙

面向墙壁，与墙保持一臂左右距离保持挺胸抬头直立姿势，向墙伸出上肢，用手指的部位接触墙壁。用手指顺墙向上爬，达到最大限度后向前走一小步，继续做爬墙动作。不断重复动作直到完全面贴墙壁，之后反向爬墙将手放下，反复数次。

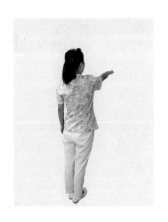 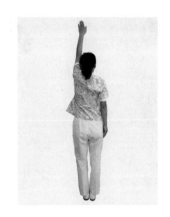

6. 外展爬墙

基本动作与前举爬墙动作相似。与墙保持一臂距离侧向站立，患肢朝向墙面，用手指接触墙壁。手指顺墙向上爬，达到最大限度后向墙横跨一小步，继续做爬墙动作。不断重复动作直到患肢完成上举，贴紧墙壁，之后反向爬墙将手放下，反复数次。

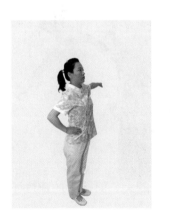 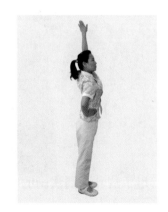

7. 甩手法

站立，患侧上肢下垂，然后从下向上，从前至后做顺时针转动，转动 10~15 圈后，改为逆时针做相同的动作，每日坚持 2~3 次。

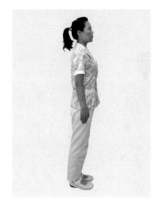
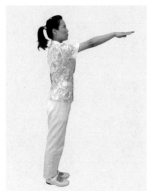
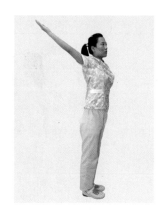

8. 画圈法

站立，弯腰约 90°，患侧上肢下垂，在身体前方顺时针画圆圈 10~15 圈，再改为逆时针，交替进行，每次 5~10min，每日坚持 2~3 次。

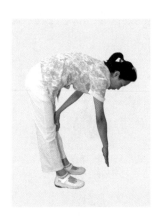
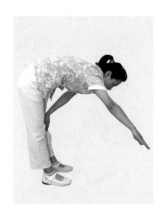

注意：甩手法和画圈法画的圈要尽可能大，但运动的速度不宜过快，并且不适用于肩袖撕裂的患者，有加重损伤的风险。

第四章

腰痛病的居家防治

正确认识腰痛病

腰部的结构特点

从西医解剖学的角度准确地说，腰部应该是指人体的背部下段，是脊柱下半部分至骨盆上方能伸展部位的总称。它是支持身体和运动系统的重要组成部分。我们日常生活中的很多动作，比如弯腰、转身，都要依靠腰部的灵活运动来完成。而它在人体中的位置与运动功能中的重要作用也导致它容易受到损伤，引起腰痛症状，严重影响患者的生存质量。

1. 腰部的骨骼

腰椎、骶椎和两侧的髂骨共同组成了人体腰部的骨结构。其中最重要、功能最多，当然也最容易受到损伤的是腰椎。腰椎上接胸椎、下连骶椎，同时还肩负着支持胯部和下肢的重任，对身体有缓震、运动、平衡的作用。

2. 腰椎间盘

腰椎间盘指的是两个腰椎之间夹有的一层与椎体紧密结合的纤维软骨垫，它连着椎体和前、后纵韧带，在脊柱中起着缓冲垫的作用。由于腰椎间盘特殊的生理作用，使它经常承受很大的压力与冲击力，当人体机能出现问题，或者动作行为不当时，经常会损伤到腰椎间盘，导致各种腰部疾病的出现。

3. 腰部的软组织

腰部不同于胸部，它没有肋骨的支撑与保护。如果把人体想象成一幢楼房，那骨骼就是钢筋，肌肉等各种软组织就是砖块和混凝土。胸椎和肋骨组成了稳定的框架结构，所以胸椎很少出问题。而腰椎则是孤零零的一根钢筋，却要支撑着整个上半身的所有上层建筑。所以腰部的肌肉和各种软组织就尤为重要，它们就相当于砖块，辅助腰椎支撑上层建筑。因此，稳定、保护腰椎的角色很大程度上要归属于腰部的软组织，所以提升腰部软组织的强度尤为重要。

腰椎的韧带也是腰部软组织的重要一员。前纵韧带形成坚固的膜状韧带，后纵韧带构成椎管的前壁，黄韧带处在相邻的椎板之间，棘上韧带连接相邻棘突的深部，它们的存在与稳定腰椎结构，参与腰椎活动，保持躯干的直立息息相关。腰部的损伤往往会伴随着韧带的撕裂与水肿，所以，腰椎韧带的病变也是发生腰痛的病因之一。

腰痛病的病因

1. 外力导致的腰部软组织损伤

人们在搬重物、抱孩子、打篮球等运动的过程中，用力过猛，腰部突然承受了过大的负担，往往就会导致腰痛，这在生活中很常见。这是由于突然的外力作用，导致了腰部软组织的损伤。常见的有腰肌劳损、腰部筋膜炎。

人的生活姿势不正确、体重上升得过快、长期的弯腰低头工作也会对腰部软组织造成慢性的外力作用，这些外力作用的积累也会导致腰部软组织的损伤。并且这些慢性损伤的炎症反应往往范围更广，康复的难度更大。

2. 骨质疏松

随着年龄的增大，腰椎骨钙逐渐丢失、减少，导致了骨质疏松的发生。这使得腰椎的稳定性变差，更容易发生腰部软组织的损伤，甚至发生骨折和脊椎分离，导致腰痛病的发生。

3. 椎间盘老化

椎间盘老化会导致它失去原有的弹性，由于脊椎的压力而逐渐被压扁，极易发生椎间盘突出，压迫神经。同时压扁的椎间盘还会反过来刺激椎体，使椎体骨质增生，形成骨刺，引起腰痛。

4. 脊椎管狭窄

椎管是人体腰椎中间血管与神经通过的地方，位于脊骨背侧，骨髓也从脊椎管通过，一旦椎管出现异常、变窄，就会压迫神经和血管，表现在症状上，就会出现腰痛麻木、下肢放射痛等。

几种常见腰痛病的诊断与预防

（一）腰椎间盘突出症

1. 诊断

（1）放射痛沿坐骨神经传导直达小腿外侧、足背或足趾；所有使脑脊液压力增高的动作如咳嗽、打喷嚏、排便等都可能会加重腰痛和放射痛；活动时疼痛加剧，休息后减轻；有些患者会出现间歇性跛行。

（2）直腿抬高试验阳性。测试者躺在床上，双手自然垂放在身体两侧，然后单腿伸直向上抬，膝盖不能弯曲。让另一个人记录测试者的抬高角度，正常人的抬高范围在80°～90°，如果抬高不到60°，同时腿后侧出现放射性疼痛，即为直腿抬高实验阳性，很可能患有腰椎间盘突出症。

2. 预防

（1）改善工作姿势，注意劳逸结合。避免长期做反复单调的动作，从事长时间弯腰或者长期伏案工作的人员，可以通过调整座椅和桌面的高度来改变坐姿，建议座位工作 45min 后起身活动 10min，使疲劳的肌肉得以恢复。

（2）坚持锻炼，特别是游泳、健美操、瑜伽等；剧烈运动前一定要先热身，特别是打篮球、棒球等可能会发生突然扭腰动作的运动。

（3）要养成良好的生活习惯、工作方式，起居饮食要规律，不要熬夜。

（二）急性腰扭伤

1. 诊断

（1）患者在搬、抬、扛重物时，腰部一侧或两侧突然出现清脆的弹响声，随后出现疼痛，剧烈时腰部无法扭转，当即不能正常活动。

（2）有些患者受到损伤后当时没有明显症状，在休息片刻或第二天出现疼痛，严重者甚至无法起床，腰部僵硬，在受伤部位可以找到明显的压痛点。

2. 预防

（1）掌握正确的劳动姿势，在扛、抬重物时要尽量使胸、腰部挺直，髋膝部屈曲，起身时以下肢用力为主，站稳后再行动，搬提重物时，应当采用半蹲的姿势，让物体尽量贴近身体。尽量避免弯腰的强迫姿势及工作时间过长。

（2）加强劳动保护，在进行搬、抬、扛、提等重体力劳动时，尽量使用护腰来协助稳定腰部脊柱，增强腹压，增强肌肉的工作效能。在寒冷潮湿的环境中工作后，最好能洗一个热水澡来消除疲劳，驱寒祛湿。

（三）肾虚腰痛

1. 诊断

（1）腰部容易感到疲劳，体力不容易恢复。

（2）肾功能衰退，体力下降，畏寒、手脚经常冰冷，面色苍白，腰部冷痛，虚软无力。

（3）腰部常感觉隐隐发痛，持续不断，并且会有头晕、眼花、耳鸣的症状出现。

（4）腰痛会随着天气的变化或劳动强度的增减而发生变化，时轻时重，反复发作。

2. 预防

（1）要注意保暖，防止身体受凉。天气变冷时要增加衣物，特别是在运动出汗、淋雨后一定要及时擦拭身体，更换衣服。饮食上忌食过冷和过热的食物，以温热为佳。

（2）要节制房事，房事过多、过频会使肾亏的情况变重，加重腰痛。

（3）适度锻炼可以增强肾功能，但不要过度运动、过于劳累，避免腰部承受超负荷的压力，同时要注意使用正确的运动姿势。

（四）坐骨神经痛

1. 诊断

（1）一般多由臀部或髋部开始，向下沿大腿后侧、腘窝、小腿外侧往足背处扩散，表现为持续性的钝痛；发作性加剧时，会有如刀割样的剧痛。

（2）患病一侧有轻度的肌张力减弱，严重者可有肌肉萎缩、弛软，并有压痛现象，尤以腓肠肌最为明显；疼痛在咳嗽、用力、弯腰、震动时加剧。

（3）站立时，身体略向健康一侧倾斜，患病侧的下肢在髋、膝关节处微屈而足跟不着地。睡觉时，向健侧侧卧，病侧下肢髋、膝关节处呈微曲姿势。

2. 预防

（1）长时间不正确的坐姿和缺乏运动是造成坐骨神经痛的可能病因，所以要注意纠正坐姿，可在办公椅上放一个小靠垫。避免久坐，每一个小时要站起来走动，放松颈椎、腰椎和全身肌肉。

（2）平时还要多进行体育运动，锻炼腰背肌，比如游泳、双杠。少穿或不穿高跟鞋，高跟鞋鞋跟高度要控制在4cm以下，切忌穿高跟鞋快跑、跳舞。

腰痛病的治疗方法

腰痛病的药物治疗

1. 非甾体抗炎药

内服非甾体抗炎药对缓解急性期疼痛有一定的效果。常用布洛芬、双氯芬酸和塞来昔布等。

外用非甾体类抗炎药所制的膏药对局部疼痛明显的腰痛病治疗效果好，止痛明显且副作用小。常用的膏药有塞来昔布敷贴和吲哚美辛敷贴。

2. 中药方剂

（1）**身痛逐瘀汤**　当归、川芎、桃仁、红花、没药、五灵脂、香附、牛膝、地龙各15g，水煎，每日1剂，分早晚2次服用，10天一个疗程。对瘀血腰痛、急性腰扭伤、周身痹痛有很好的疗效。

（2）**肾着汤**　干姜、甘草、茯苓、白术各30g，桂枝、牛膝、杜仲、桑寄生、续断各 15g，水煎，每日 1 剂，分早晚 2 次服用，10 天一个疗程。对寒湿腰痛有显著疗效。

（3）四妙丸　苍术、黄柏、薏苡仁、牛膝各 15g，栀子、木瓜、络石藤、泽泻、女贞子、旱莲草各 10g，水煎，或制成丸散，每日 1 剂，十天一个疗程。可以缓解湿热腰痛。

3. 外敷药物

（1）腰复康膏

配方：生川乌、生草乌、生半夏、川芎、赤芍、白芍、怀牛膝、骨碎补、狗脊、川断、伸筋草各 50g，生马钱子、生首乌、灵仙、黄芪、透骨草、麻黄各 60g，木香、细辛、丁香、肉桂、元胡、三七、蜈蚣、儿茶、薄荷脑、樟脑、当归、葛根、苍术、防风、防己、羌活、独活、秦艽、干姜、龟板、地龙、桃仁、木瓜、红花、杜仲、五加皮、紫苏叶各 30g，鸡血藤 90g。

制法：研磨成细末，混合均匀小火炖煮至黏稠，冷却后常温保存。

用法：取适量涂抹于患处，纱布覆盖，敷贴 6~8h 后清洗，每日 1 次。

（2）腰痛膏

配方：狗脊、透骨草、山楂各 300g，天南星、川断、桃仁、桑寄生各 200g，没药、乳香、血竭、儿茶、麻黄各 150g，丁香、胡椒、元胡、大戟、山栀各 100g，薄荷脑、樟脑各 35g。

制法：研磨成细末，混合均匀小火炖煮至黏稠，冷却后常温保存。

用法：取适量涂抹于患处，纱布覆盖，敷贴 6~8h 后清洗，每日 1 次。

（3）和风汤

配方：艾草 50g，附子、姜黄、马钱子、防风、桂枝各 30g，红花 15g。

制法：研为粗末，装入布袋内加水煎煮 30min。

用法：将毛巾放在热水中浸湿，拧干，敷在患处。毛巾温度达到人体耐受限度即可，不能太烫，每次 15~20min，每天 3~4 次。

（4）暖贴　暖贴是由铁粉、活性炭、无机盐和水组成一种聚合物，会在空气中氧化而发热，市面上商品叫做暖宝宝。它使用方便，能长时间温热患部，可以有效地缓解腰部紧张僵硬的症状。但是暖贴温度较高，一定要遵照说明，隔着内层衣服使用，避免低温烫伤。

4. 食疗

（1）**龙凤登仙汤**　穿山龙 75g，川草乌 20g，威灵仙 15g，加水 500ml 炖煮至水量减半，去渣取汁，加入处理过的小公鸡一只，加少许生姜、盐、料酒煮熟。连肉及汤，分两次服用。适用于寒湿型腰痛，有滋养强壮的作用。

（2）**杜仲蒸猪腰**　杜仲 20g，威灵仙 55g，分别粉碎，然后混拌均匀，再取猪腰子 2 个，剖开，清理干净后放入药粉抹匀。放入碗中，入锅久蒸。分两次食用。用于治疗肾虚型腰痛，可以补肾强骨。

（3）**茴香煨猪腰**　茴香 15g，猪腰 1 个。将猪腰对半切开，剔掉筋膜，然后加少许姜、料酒、盐，煨熟。趁热吃猪腰，可加服黄酒。可以温肾驱寒，治疗慢性腰痛。

5. 腰痛病的点穴疗法

（1）**肾俞**

取穴定位：位于人体的腰部，在第 2 腰椎的棘突下，左右 2 指宽处。

点穴方法：有人辅助按压时，患者趴在床上，腹部垫一软枕，按压者用肘尖突出的鹰嘴进行按压；自己进行按压时患者可采取站姿，双手叉腰，用拇指对准两侧穴位同时按压。

功效：主要用来治疗和缓解闪腰引起的剧烈疼痛。

（2）承山

取穴定位：在小腿后正中，委中穴和昆仑穴之间，当伸直小腿或足跟上提时，腓肠肌肌腹下出现的尖角样凹陷处就是。

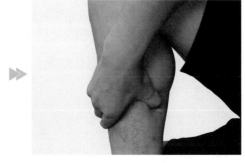

点穴方法：患者坐在椅子上，将一足挂于另一足膝盖处，一手环绕包裹着小腿，四指在前，拇指在后垂直按压。每日早晚各 1 次，每次 1~3min，两手可交替进行。

功效：承山穴是小腿筋、骨、肉三者的连接点，也是人体压力最直接的承受点。按压承山穴可以减轻疲劳、缓解压力，对腰腿痛、坐骨神经痛、腰背痛等均有显著的疗效。

（3）解溪

取穴定位：位于小腿与足背交界处的横纹中央凹陷处。

点穴方法：采取双手抱膝的姿势，双手拇指重叠放在解溪穴上，同时按压施力。

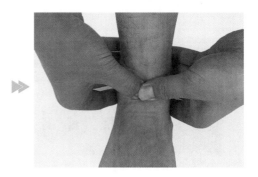

功效：经常按摩此穴，可以治疗腰肌劳损产生的慢性疼痛，对消化系统疾病也有很好的疗效。

（4）命门

取穴定位：在第 2 腰椎棘突下，两侧肋弓下缘连线的中点，肚脐的正后方处。

点穴方法：站立位，腰部自然挺直，将手握拳放在穴位处，

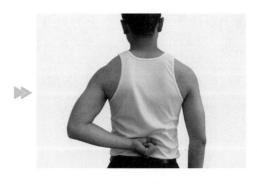

按压或敲打该穴。

功效：按摩此穴对肾气不足、精力衰退有固本培元的作用，对腰痛、腰扭伤、坐骨神经痛有明显疗效。

（5）殷门

取穴定位：大腿后侧承扶穴与委中穴的连线上，承扶穴下6寸处即是。

点穴方法：他人辅助时，患者俯卧位，按压者双手紧扣大腿，两手的大拇指重叠放在穴位上，双臂伸直施加体重的力量进行强力的按压；自己按压时，采取坐位，脚下垫一个小板凳，使大腿腾空，用拇指的指腹按揉该穴位，左右腿轮流按压，每日早晚各1次，每次1~3min。

功效：按压敲打殷门穴可以疏经通络、强健腰膝，对腰背痛、股部炎症具有明显的调理和改善作用。

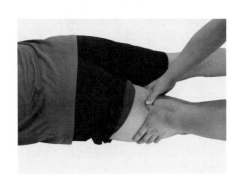 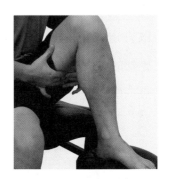

（6）三阴交

取穴定位：在人体小腿内侧，足内踝上缘四指宽，踝尖正上方胫骨边缘凹陷处。

点穴方法：坐姿，双手环绕住脚踝，左右手大拇指重叠，垂直按压。每天早晚各1次，按摩后热敷效果更佳。孕妇禁按此穴。

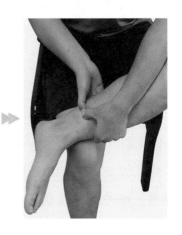

功效：三阴交穴是肝、脾、肾三条阴经的交汇点，肝藏血、脾统血、肾藏精，经常按揉此穴可以调补三经的气血，达到强身健体的作用。尤其对于消化不良、下肢麻痹、全身无力、腰背酸软有很好的效果。

（7）足三里

取穴定位：位于外膝眼下 3 寸，距胫骨前嵴一横指，在胫骨前肌上。

点穴方法：坐在床上，屈膝，双手交叉握在膝盖下方，拇指在前，四指在后，用两手的拇指指腹刺激穴位。也可用笔、筷子等硬物直接刺激穴位，每日 2~3 次，一次 1~2min。

功效：按压此穴有养生保健的功能，能够增强体力、消除疲劳；可以治疗腰膝酸痛、软弱无力，针对坐骨神经痛、胫腓骨神经痛都有很好的疗效。另外，按压此穴还可以增强下肢力量，战友们跑步考核前不妨一试。

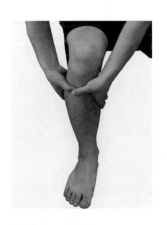

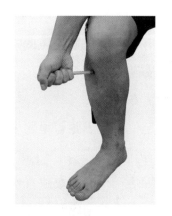

（8）风市

取穴定位：在人体大腿外侧的中线上，直立垂手时，中指指尖所在的位置。

点穴方法：坐在地板或者床上，用同侧手的大拇指用力按压伸直腿

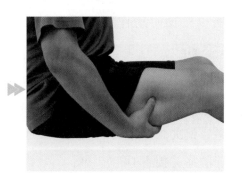

上的风市穴，按压 2~3min，两腿交替按压，每日 2~3 次。

功效：按摩此穴有祛风湿、利腿足的作用，对腰重、起坐困难等病症有特殊的疗效。

（9）阳陵泉

取穴定位：阳陵泉穴位于人体膝盖斜下方，小腿外侧腓骨小头稍向前凹陷处。

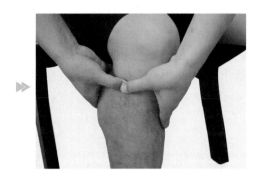

按摩方法：与足三里按摩方法相似，坐在床上，屈膝，双手交叉握在膝盖下方，拇指在前，四指在后，用两手的拇指指腹刺激穴位。刺激此穴位时会有明显的酸、麻、胀、痛，每个穴位按压 1~3min，一日 2~3 次。

功效：按摩此穴可以疏泄肝胆、清热利湿、舒筋健膝，对筋骨僵硬、腰腿疲劳有特效。长期按压此穴，对肩关节痛、膝关节痛、腰腿痛都具有良好的改善作用。

（10）委中

取穴定位：位于膝盖里侧中央，横纹的中点，在股二头肌肌腱与半腱肌肌腱的中间。

按摩方法：坐姿，双腿自然弯曲，用示指的指腹向内按揉。由于此处血管神经丰富，皮肤娇嫩，所以按揉时动作要轻柔。每次 1~3min，每日 2~3 次。

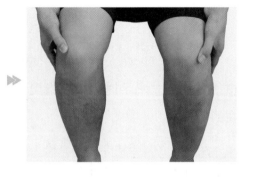

功效：长期按摩此穴，对腰背部、腿部的疾病都有很好的疗效，例如腰腿无力、腰痛、腰连带腿痛、腰痛不能转腰等。

（11）环跳

取穴定位：自然站立，同侧手叉腰，四指在前，大拇指指腹所在位置的穴位就是环跳穴。

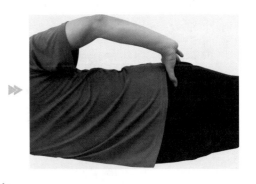

点穴方法：侧卧位，位于上侧的手四指朝前叉腰，用拇指指腹进行按压。每次 2~3min，按压完毕后换侧继续进行按压，每日 2 次。

功效：按压环跳穴对于腰痛、背痛、坐骨神经痛等疾病具有很好的疗效；另外，长期按摩此穴位，对下肢麻痹、膝关节炎、风疹、脚气等症状，都有一定的调理、改善和保健作用。

（12）昆仑

取穴定位：位于足外踝后五分处，在外踝尖和跟腱之间的凹陷处。

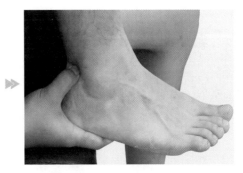

点穴方法：坐在地板或者床上，将腰痛一侧的脚向后移动，微微抬高脚跟，用同侧手的四指在下，掌心朝上握住脚跟，大拇指弯曲，用指尖从上到下轻轻地刮按。

功效：按摩昆仑穴，具有消炎止痛、散热化气的作用；长期按摩对肩痛、腰背痛、坐骨神经痛、关节炎等症状具有调整和改善的作用，对腰、腿和背部脊椎的病症都有很好的疗效。

拔罐治疗腰痛病

（一）针刺经络拔罐法治疗急性腰扭伤

急性腰扭伤是腰部肌肉、筋膜、韧带等软组织因外力的突然作用，而受到过度牵拉引起的急性损伤。常发生在打篮球、铲土、搬重物时。急性腰扭伤会使腰骶部肌肉的附着点、骨膜、筋膜、韧带等组织发生撕裂。采用针刺拔罐法可以舒筋止痛，加速愈合，下面介绍几种选穴拔罐的方法。

1. 拔罐方法一

（1）取穴定位

命门穴：位于人体腰部，第2腰椎棘突下，肚脐眼正后方的位置就是。

肾俞穴：位于人体腰部，第2腰椎棘突下，旁开1.5寸处。

阿是穴：痛点所在的位置。

（2）操作步骤　患者取俯卧位，取上述穴位和腰部疼痛点，用酒精对穴位皮肤进行消毒后，先用三棱针对穴位进行点刺，随后用闪火法将火罐吸附在穴位上，留罐5~10min。隔日1次直至症状减轻。

2. 拔罐方法二

（1）取穴定位

肾俞穴：位于人体腰部，第2腰椎棘突下，旁开1.5寸处。

（2）操作步骤　患者取坐位，对穴位皮肤进行消毒，随后用双手把穴位周边向中间挤压，使血液集中在穴位中心，立即用三棱针进行针刺，出针后用闪火法将火罐吸附在穴位上，使针孔出血。留罐20~30min，以出血5~10ml为度。起罐后用纸或棉签擦净皮肤，对针孔用酒精进行消毒，防止感染。

3. 拔罐方法三

（1）**取穴定位**

腰阳关穴：位于人体腰部，第 4 腰椎棘突下凹陷处。

委中穴：位于人体腿部，横纹中点，在股二头肌肌腱与半腱肌肌腱的中间。

阿是穴：痛点所在的位置。

（2）**操作步骤**　让患者取俯卧位，取上述穴位和腰部疼痛点，用酒精对穴位皮肤进行消毒后，先用三棱针对穴位进行点刺，随后用闪火法将火罐吸附在穴位上，留罐 15~20min。隔日 1 次直至症状减轻。

（二）走罐法治疗慢性腰病

由于长时间的不良姿势、腰部承受压力过大、急性腰扭伤转归或者骨盆突出等原因，导致腰部的长期疼痛，称作慢性腰痛。腰肌劳损、腰椎间盘突出症、腰椎间盘滑脱症等都可以归类为慢性腰痛。

采用走罐的方法可以治疗与缓解慢性腰痛，现将该方法向大家介绍。

1. 取穴定位

肾俞穴：位于人体腰部，第 2 腰椎棘突下，旁开 1.5 寸处。

腰阳关穴：位于人体腰部，第 4 腰椎棘突下凹陷处。

次髎穴：位于骶部，髂后上棘内下方 1 寸，与第二骶骨后孔齐平。

2. 操作步骤

患者俯卧位，将腰背部患病侧皮肤擦净，抹上液状石蜡，将圆口光滑的火罐用闪火法吸附于肾俞穴，随后双手握罐，顺着肾俞、腰阳关、次髎的顺序反复滑动，也可以患部为中心做环形旋转运动，直至患者皮肤出痧。

（三）针罐法治疗坐骨神经痛

坐骨神经痛是指坐骨神经通路及其分布区域内的疼痛，是一种常见疾病。常常表现为臀部或大腿后外侧疼痛，还会出现向腘窝和小腿外侧的放射现象。疼痛经常在咳嗽、用力、弯腰、震动的时候加剧。

1. 针罐法一

（1）**取穴定位**

气海俞穴：位于腰部，在第 3 腰椎棘突下，旁开 1.5 寸处。

环跳穴：股骨大转子最凸点与骶管裂孔连线的外三分之一与中三分之一的交点处。

殷门穴：大腿后面，在承扶穴与委中的连线上，承扶下 6 寸处即是。

关元俞穴：位于腰部，在第 5 腰椎棘突下，旁开 1.5 寸处即是。

秩边穴：该穴位位于人体臀部，平第 4 骶骨后孔，骶正中嵴旁开 3 寸处。

居髎穴：位于人体的髋部，髂前上棘与股骨大转子最凸点连线的中点处。

（2）**操作步骤**　患者取俯卧位，对穴位进行常规消毒后，首先用毫针刺入穴位中，再将火罐吸拔在穴位上，留针留罐 10min。

2. 针罐法二

（1）**取穴定位**

关元俞穴：位于腰部，在第 5 腰椎棘突下，旁开 1.5 寸处。

环跳穴：股骨大转子最凸点与骶管裂孔连线的外三分之一处与中三分之一处的交点。

殷门穴：大腿后面，在承扶穴与委中的连线上，承扶下 6 寸处即是。

秩边穴：位于人体臀部，平第 4 骶骨后孔，骶正中嵴旁开 3 寸处。

（2）**操作步骤**　患者取俯卧位，对穴位进行常规消毒后，首先用毫针刺入穴位中，再将火罐吸拔在穴位上，留针留罐 10min。起罐后继续留针 15min。

刮痧法治疗腰痛病

使用刮痧疗法治疗腰痛病，能有效促进血液循环，调整腰背部肌肉组织的新陈代谢，缓解各种不适症状。

（一）刮痧疗法治疗腰椎间盘突出症

1. 取穴

腰背部：身柱、肝俞、脾俞、肾俞。

下肢部：殷门、风市、阳陵泉。

2. 操作步骤

（1）患者俯卧位，腰背部皮肤裸露，将穴位区域擦拭干净；

（2）刮痧板向刮拭方向倾斜 60°，以身柱、肝俞、脾俞、肾俞、殷门的顺序进行；

（3）患者转为右侧卧位；

（4）用同样的方法以风市、阳陵泉的顺序刮拭。

（二）刮痧疗法治疗急性腰扭伤

1. 取穴

头部：风池。

腰背部：肾俞、大肠俞、志室。

下肢部：委中、承山。

2. 操作步骤

（1）患者俯卧，将需要刮拭的穴位区域裸露在外并进行消毒；

（2）刮痧板向刮拭方向倾斜20°，先轻轻刮拭头部的风池穴；

（3）然后以先腰背部、后下肢的顺序，轮流分别刮拭。

（三）刮痧疗法治疗肾虚腰痛

1. 取穴

腰背部：三焦俞、肾俞、命门、膀胱俞。

胸腹部：中极、章门。

上肢部：尺泽。

2. 操作步骤

（1）患者俯卧，对需要刮拭的穴位区域消毒；

（2）刮痧板向刮拭方向倾斜15°，先刮拭腰背部各处穴位；

（3）随后患者转为仰卧，以同样的方法刮拭胸腹部两处穴位；

（4）最后抬起患者上臂，先左后右刮拭尺泽穴。

（四）刮痧疗法治疗坐骨神经痛

1. 取穴

腰背部：肝俞、肾俞、秩边。

下肢部：风市、委中、承山。

2. 操作步骤

（1）患者俯卧位，对需要刮拭的穴位区域进行消毒；

（2）刮痧板向刮拭的方向倾斜45°，先刮拭腰背部各穴和下肢部的委中和承山穴；

（3）随后患者转为侧卧位，对风市穴附近皮肤进行消毒；

（4）再以同样的方法刮拭风市穴。

艾灸疗法治疗腰痛病

（一）艾灸疗法治疗腰肌劳损

1. 取穴

主穴：志室、肾俞、大肠俞、阿是。

配穴：阴陵泉、三阴交、命门、关元俞、太溪。

2. 操作步骤

单手持艾条，先温和灸，即把点燃的艾条悬于距施灸部位皮肤3~5cm处2min，以将局部的气血温热；接着将艾灸条靠近皮肤，再远离皮肤，来回往复运动1min以加强刺激；随后持艾灸条沿着经络游走往返灸2min，以激发经气；最后再使用温和灸的方法，熏灸3~5min。每日1次，6次为一个疗程。

（二）艾灸疗法治疗风湿性腰痛

1. 取穴

主穴：肾俞、命门、志室、腰阳、大肠俞、气海俞。

配穴：阳陵泉、委中。

2. 操作步骤

将艾绒平铺在穴位上，然后覆盖几层纱布，用热水袋在纱布上熨烫。热水袋的覆盖面积大，可以几个穴位同时熨烫，有条件也可以多个热水袋同时进行。每次1h，每天1~2次，1周为一个疗程。

（三）艾灸疗法治疗腰椎间盘突出症

1. 取穴

主穴：至阳、关元、腰夹脊。

配穴：阳陵泉、昆仑。

2. 操作步骤

单手持艾条，对至阳穴和关元穴施灸时，先点燃艾条悬于距施灸部位皮肤 3~5cm 处 2min 以将局部的气血温热；接着将艾条在穴位处上下摆动 1min，加强对痛点的刺激；然后手持艾条沿着经络往返灸 2min，以激发经气；最后在距皮肤 3~5cm 处进行熏灸 3~5min，达到疏通经络，缓解疼痛的目的。其余各穴直接熏灸 3~5min 即可。每日 1 次，6 次为一个疗程。

（四）艾灸疗法治疗坐骨神经痛

1. 取穴

主穴：环跳、秩边、腰夹脊、委中。

配穴：肾俞、关元俞、次髎。

2. 操作方法

首先选择长度 1.5 寸以上的毫针，用毫针刺入穴位中，出现酸麻胀痛的感觉后，在穴位处留针，接着将艾绒揉成团裹在针柄上，距离皮肤 2~3cm，然后点燃艾绒，通过针体将热力传入穴位。

腰痛病的足疗保健方法

（一）腰椎间盘突出症

1. 反射点

反射点：肾脏、肾上腺、腹腔神经丛、输尿管、膀胱、尿道、（内、外侧）坐骨神经、（上、下身）淋巴腺、甲状旁腺、腰椎、骶椎、膝、（内、外侧）髋关节、（内、外侧）尾骨。

2. 按摩方法

点按肾、肾上腺反射区各 2min。点刮腹腔神经丛，并从足趾向足跟方向推按输尿管反射区各 2min。点按膀胱，拇指推按尿道反射区各 2min。由下向上推内、外侧坐骨神经反射区各 2min。捏按上、下身淋巴腺，甲状旁腺反射区各 1min。从前向后推按腰椎、骶椎、膝，捏按内、外侧髋关节反射区各 1min。

3. 疗程

每天按摩 2 次，取双足，7 天为一个疗程。

（二）坐骨神经痛

1. 反射点

反射点：肾脏、肾上腺、输尿管、膀胱、坐骨神经、（上、下身）淋巴腺、甲状旁腺、腰椎、骶椎、膝、（内、外侧）髋关节、（内、外侧）尾骨。

2. 按摩方法

点按肾、肾上腺反射区各 2min。从足趾向足跟方向推按输尿管，点按膀胱反射区各 2min。由下向上推按内外侧坐骨神经反射区各 2min。捏按下身淋巴腺、胸部淋巴腺、甲状旁腺反射区各 1min，从前向后推按腰椎、骶椎、膝，捏按内、外侧髋关节反射区各 1min。刮动内、外侧尾骨反射区各 1min。

3. 疗程

每天按摩 2 次，取双足，7 天为一个疗程。

（三）急性腰扭伤

1. 反射点

反射点：肾脏、肾上腺、腹腔神经丛、输尿管、膀胱、尿道、（内、外侧）坐骨神经、（内、外侧）肋骨、腰椎、骶椎、（内、外侧）髋关节、（内、外侧）尾骨。

2. 按摩方法

点按肾、肾上腺反射区各 2min。点刮腹腔神经丛，并从足趾向足跟方向推按输尿管反射区各 2min。点按膀胱，拇指推按尿道反射区各 2min。由下向上推按内、外侧坐骨神经反射区各 2min。点按内、外侧肋骨反射区各 2min。从前向后推按腰椎、骶椎反射区，捏按内、外侧髋关节，刮动内、外侧尾骨反射区各 1min。

3. 疗程

每天按摩 2 次，取双足，7 天为一个疗程。

（四）慢性腰肌劳损

1. 反射点

反射点：肾脏、肾上腺、腹腔神经丛、输尿管、膀胱、尿道、（内、外侧）坐骨神经、腰椎、骶椎、（上、下身）淋巴腺、（内、外侧）尾骨。

2. 按摩方法

点按肾、肾上腺反射区各 2min。点刮腹腔神经丛，并从足趾向足跟方向推按输尿管反射区各 2min。点按膀胱，拇指推按尿道反射区各 2min。由下向上推按内、外侧坐骨神经反射区各 2min。点按内、外侧肋骨反射区各 2min。从前向后推按腰椎、骶椎反射区 2min。推按上、下身淋巴腺反射区各 1min。分别刮动内、外侧尾骨反射区各 1min。

3. 疗程

每天按摩 2 次，取双足，10 天为一个疗程。

腰痛病的手疗保健方法

1. 穴位及反射点

穴位：后溪。

反射点：腰脊点、腰痛点、坐骨神经点。

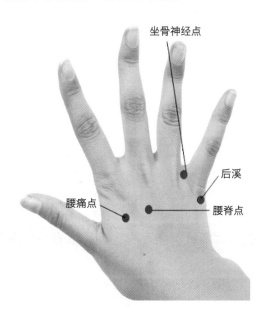

坐骨神经点

后溪

腰痛点　　　腰脊点

2. 按摩方法

按腰脊点、腰痛点、坐骨神经点的顺序各自按揉 20 次，完成后重复 2~3 次；最后掐按后溪穴 1~2min，完成后重复 2~3 次。

3. 疗程

左右手交替进行，一天 2~3 次，7 天为一个疗程。

各类型腰痛病的康复运动疗法

大部分腰痛病的发生都与肌肉密切相关，往往通过一些简单的动作就可以缓解腰部疼痛。这里向大家介绍一些常用而又方便操作的运动方法，让大家在工作之余就可以选择适合自己的动作，勤加锻炼，保护好自己的腰部。

1. 背肌运动

背肌运动是通过锻炼背部到腰部的肌肉，通过伸展和收缩的运动方式，加强这一部分肌肉的强度，从而达到缓解疲劳、解除疼痛的目的。

运动方法：患者趴在稍硬的平整处（硬板床、瑜伽垫等），双臂放在身体两侧，两腿伸直，深呼气，同时挺胸抬头伸背，使头部和胸部离开床面，双臂紧贴身体，坚持 3~5s 后放松。

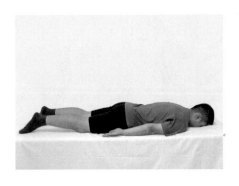 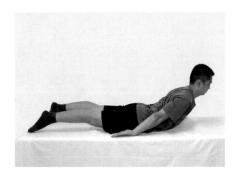

2. 腹肌运动

引起腰痛的最重要的一个缘由就是腹肌肌力的减弱，所以每天做一做简单的腹肌运动，就可以增强腹肌能力，减少腰肌的负担。

运动方法：患者平躺在稍硬的平整处（硬板床、瑜伽垫等），大腿并拢，两脚分开，膝盖弯曲，双手放在腹部，然后轻轻抬起头部，让肩胛骨稍微离开地面，直到眼睛看到肚脐为止，维持这个动作 10s 后放松平躺，重复此动作 10~20 次，一天做 1~2 次。在身体不适、腰部疼痛、运动过度的情况下，可以适当减少运动次数，做到身体可以承受的程度就可以了。

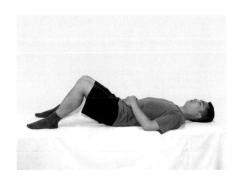 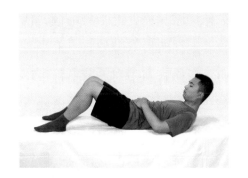

3. 猫式运动

当腰部酸痛无力，疲惫时，做一做猫式运动，不仅可以缓解不适，长期坚持，还可以强化筋骨，全面缓解腰部疼痛的问题。

运动方法：

（1）**拱起腰背** 四肢着地，双膝并拢，抬起臀部，手臂和大腿都垂直于地面，深吸一口气，然后保持手臂伸直，吐气、低头，眼睛看向肚脐，像猫一样让身体的脊椎拱成圆拱状，保持这个姿势 10s。

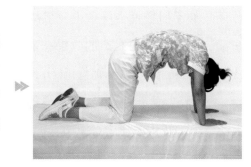

（2）**塌腰提臀** 深呼吸，然后轻轻吐气，同时微微伸展背部，抬头，眼睛看向天花板，吸气的同时塌腰提臀，让腰部形成适当的弯曲，不要憋气，不要过度弯曲造成腰部的负担，让腰部感觉不舒服的姿势会起到反效果，所以一定要保持全身松弛，坚持10s。

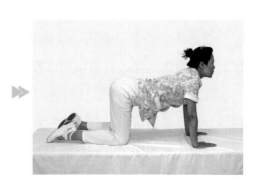

（3）**臀部后移** 这个动作像猫伸懒腰一样，上半身前倾，四肢着地，然后双臂伸直，上半身向下弯曲直至手肘、腋下都可以贴在地面上为止，同时缓缓吐气臀部向后移动，这样可以伸展腰部和手臂的肌肉。要注意，臀部是往后移动，不是向上抬，向上抬会造成腰部反折。

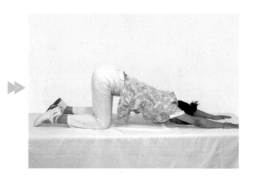

（4）**错误的猫式动作** 猫式运动可以有效地强化腰背部肌肉和腹肌，但错误的动作反而会起到反作用。如手肘弯曲会导致上身发力过猛，起不到放松肌肉的效果；下巴不能勉强抬起，否则会损伤颈椎；腰部过度下弯会导致脊柱的反折，增加脊椎的压力，损伤脊椎。

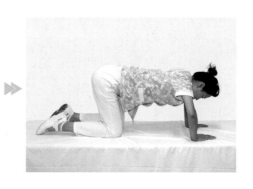

4. 站立位运动

站立位姿势下的各种运动都比较简单，对场地的要求也小，适合工作生活的各个场合。

运动方法：

（1）站立位侧伸　患者取站立位，双脚分开宽于肩，双手掌心合十放在背后，指尖朝上，吸气，转头向后伸展，然后呼气，让上身靠近右腿前侧，维持 10s，放松上身和头部，左右交替各做 5 组。该方法主要用来治疗腰椎后方移位综合征和伸展不良综合征。

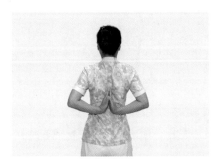 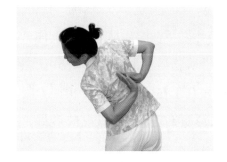

（2）抬腿站位屈曲　患者取站立位，左腿支撑身体的重量，右脚放在凳子上使右腿髋关节和膝关节屈曲约 90°，同时将右手的小手臂放在右腿膝盖上，然后上半身向右侧倾斜，左手手臂在头顶上方尽可能地向右伸展，使左侧腰部伸展达到极限，保持头部微抬，眼睛看向左手手掌，维持 5~10s 后恢复到起始位置，左右交替进行。这个方法可以用来治疗脊柱弯曲和不对称引起的腰部疼痛。

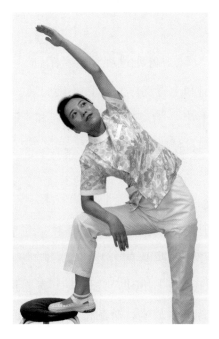

5. 缓解运动

随着年龄的增加，人体激素水平发生了一定的改变。骨钙的丢失和吸收的减弱，共同导致了骨量的下降与骨的细微结构的破坏，也就是我们常说的骨质疏松。骨质疏松往往会导致疼痛的发生，除了通过补钙来解决根本问题外，我们还可以通过一些简单的动作来缓解局部的疼痛。

运动方法：

（1）*挺胸运动*　患者坐在椅子上，双腿并拢，双髋双膝均屈曲90°，左手从腰后屈肘小臂上伸，右手从脑后屈肘小臂下伸，让左手和右手在腰背后相交相握。吸气，拉伸双臂，使双肩向后展，头颈部不要下低。

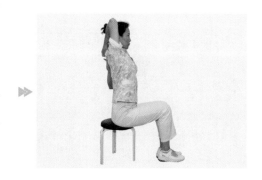

（2）*俯卧伸展*　患者俯卧，双肘和上臂支撑，伸直，不能打弯，将上半身抬离床面，放松腰椎部肌肉，使腰部下陷。

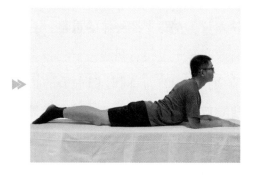

（3）*跪姿后伸髋运动*　患者双膝跪地，两膝关节呈90°弯曲，两臂撑地跪趴在床上，与肩同宽，然后慢慢抬起右腿，使右腿最大程度伸直并向上抬升，要使头、肩、腰、臀、右腿保持在一条直线上，坚持3~5s然后放松，换左腿进行相同的动作。双腿各10~15次，每日1~2次。

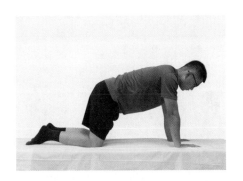 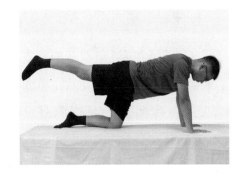

（4）**仰卧收缩运动**　患者仰卧，身体平躺，两眼直视上方，放松肌肉，头部和颈部紧贴地面。然后双髋双膝屈曲成90°，同时双手伸直抚摸膝盖，头微抬，眼睛看向膝盖，收缩腹肌，坚持 3~5s，随后放松。重复 10~20 次，每日 1~2 次。

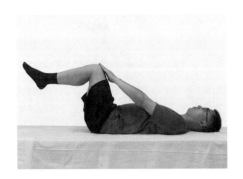 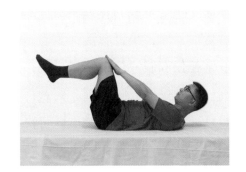

腰椎间盘突出症的居家牵引

腰椎间盘突出症的一个重要治疗方法是腰椎牵引。而医院和康复训练机构的牵引床数量有限，患者就诊不方便，所以常常不能使每个患者得到有效的牵引治疗。我们将介绍几种简单方便的自我牵引方法，包括简单的双人配合，也包括完全不用借助他人的力量，自己就可以完成的，使患者居家也能得到很好的牵引治疗。

1. 俯卧牵引

患者俯卧在床上，双腿伸直，使腰椎舒展。家人或战友站在患者脚部，双手紧握患者双脚脚踝处，然后沿下肢轴线方向牵引，患者可双手抓住床头或者床边，以防滑动。每次牵引持续 30~60s，间歇牵引 10~15 次，每日 2~3 次。

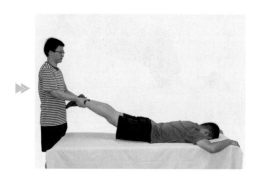

2. 举腰牵引

患者仰卧在床上，双髋关节屈曲 90°，双腿与床面垂直。然后弯曲双肘，小臂与地面垂直，双掌托住双髋，让腰椎尽可能抬高，同时保持双腿伸直，头颈部紧贴地面，以此牵引腰椎。每次牵引 20~60s，间歇牵引 10~15 次，每日 2~3 次。

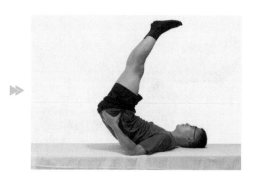

3. 下蹲牵引

患者双手紧握与肩同高的单杠，缓慢下蹲，双臂伸直，使身体处于半悬垂的状态。每次 1~2min，每日 2~4 次。

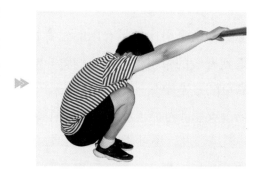

4. 屈腿牵引

患者仰卧在倾斜 30°~40° 的床面上，双手紧贴床边以固定身体，双腿交替做屈曲和伸直的动作。双腿的运动会使身体由于惯性的作用而下滑，而双手起到阻止下滑的作用，从而达到了牵引腰椎的目的。重复 5~10 次，每日 1~2 次。

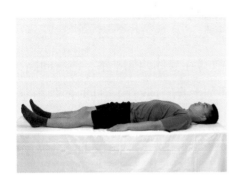 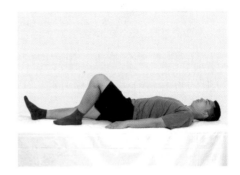

5. 移体牵引

移体牵引法就是利用增大体位移动的幅度，达到牵引脊柱的目的。在牵引的同时还能放松腰部的背肌和腹肌，消除肌肉痉挛，缓解腰椎间盘突出症所带来的疼痛与不适。

（1）**抱膝法**　患者取仰卧位，双腿并拢，屈膝，同时用双手抱住双膝，然后使双膝尽量靠近胸部，维持这个姿势 10~15s 后放松，反复 10~12 次，每日 2~3 次。做这个动作时头部和颈部不要随着动作向上抬起，否则不仅会减轻腹部肌肉的锻炼强度，还可能会伤到颈部。

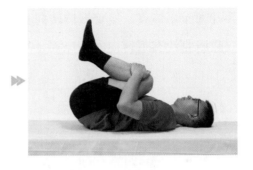

（2）**弓背法**　患者双髋双膝屈曲 90° 跪在床上，用双手掌支撑床面，

然后慢慢低头，同时用力收腹，使背部缓缓向上隆起，维持10~15s后放松，再进行下一轮的动作。反复10~12次，每日1~2次。

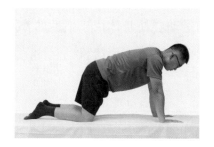
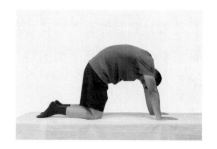

（3）**直臂合手法**　患者取仰卧位，双臂在身体两侧平举，与肩同高，双腿伸直并拢，双脚微向外张。然后头部和上身转向右侧，同时使劲用左手拍击右手，维持双手手掌合并状态5s左右，再恢复初始姿势，然后头部和上身转向左侧，用右手拍击左手。如此交替10~15次，每日2~3次。

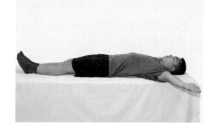
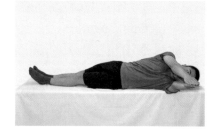

（4）**屈膝转体法**　患者取仰卧位，双臂在身体两侧平举，与肩同高，双腿伸直并拢。患者自行做双膝屈曲动作，其中要一直保持双膝并拢，并且脚面要伸直，接着慢慢转向身体左侧床面放下，维持2~5s，然后在双膝屈曲状态下转向右侧床面，在此过程中臀部也要随之转动。每次交替12~15次，每日2~3次。

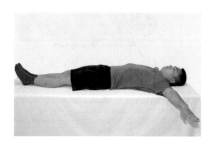
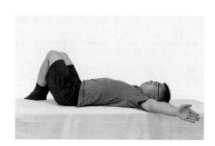

骨盆矫正法缓解腰部无力

　　长时间的单向侧卧、跷二郎腿、久坐等不良姿势都会导致骨盆的错位。骨盆作为腰椎的基座，它的错位往往会导致腰椎不稳，从而引起腰部无力，进而导致腰部疼痛相关疾病的发生。通过一些简单的方法，我们可以矫正骨盆，从而还我们一个健康的腰部。

1. 利用地面的骨盆矫正法

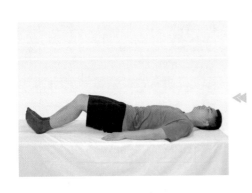

　　患者平躺在地板或者较硬的板床上，全身放松，双手在身体两侧自然伸开，正常呼吸，双膝关节微微弯曲，腹部用力，让骨盆尽量往地面贴紧，保持姿势 10s以上后放松，每组 5~10 次，每天做 2 组。长期坚持就可以维持身体正常曲线，抑制脊柱弯曲。

2. 利用墙壁的骨盆矫正法

　　患者站在离墙壁 10~20cm 的地方，然后上半身后仰靠在墙上，保证肩膀和臀部完全贴在墙上。然后，腹肌用力，特别是下腹部，减少腰部与墙之间的空隙，用墙和腹肌来矫正背部的弧线。可利用工作的空余时间进行锻炼，一次 30s，每天可做多次。

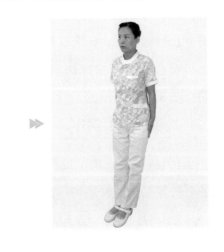

3. 利用椅子的骨盆矫正法

患者与椅子保持 40~50cm 的距离，面向椅子立正站好之后，双脚打开与肩同宽，然后双臂伸直让双手握住椅子上的扶手，同时，一腿屈膝，一脚向后伸长至感觉疼痛时停住，保持这个姿势 10s，并慢慢吐气，左右腿交替各做 5 次。

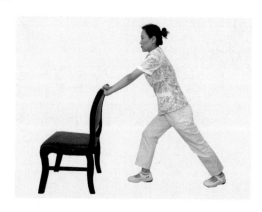

针对急性腰扭伤的疗法

急性腰痛多是由于突发暴力导致的，病理表现为局部的充血、水肿。这种情况多表现为疼痛剧烈，运动后加剧。这时候我们一定要及时冷敷，通过促进局部血管收缩，控制小血管出血、减少组织肿大造成的压迫，达到消肿止痛的作用。在恢复期，我们不需要再冷敷，这时主要症状为腰痛，除了口服止痛药和涂抹扶他林等外用药物之外，我们还可以采取适当的运动疗法来进行后续的治疗。

1. 冷敷冰袋的制作

（1）准备好冰块（没有冰块也可以用冷藏的罐装饮料、冰棍、阴凉处的石头等）、塑料袋和一条毛巾。

（2）将冰块放入塑料袋中，扎紧塑料袋口。

（3）塑料袋外用毛巾包裹，放至需要冰敷的部位。

2. 冷敷的优点

（1）能够快速有效地缓解急性腰痛。

（2）可以缓和情绪，让精神稳定。

（3）可以减轻局部水肿，降低组织温度。

3. 冷敷的注意事项

（1）每个部位冷敷时间不要超过 15min，冰块不要直接接触皮肤。

（2）冷敷时间每天加起来不宜超过 1h。

（3）冷敷后疼痛未缓解，甚至加剧，应立即停止冷敷。

4. 恢复期的运动疗法

（1）**侧卧位踢腿运动**　患者取左侧卧位，左腿平贴床面，左腿在上，左手支撑头部，使头部抬起，右手放在腹前的地面上，然后右腿抬起做屈髋屈膝动作，维持 3~5s 后慢慢将右腿伸直并拢，反复做 10~20 次。然后翻身变左侧卧为右侧卧位，继续做左下肢的踢腿运动，交替进行，每日 1~2 次。

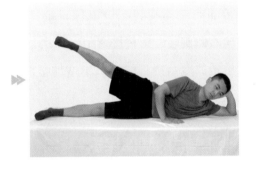

（2）**仰卧位抬腿运动**　患者取仰卧位，双腿伸直平放于床面，双臂自然垂直放在身体两侧。然后慢慢将一侧下肢抬起 30°~40°，维持 3~5s 后屈曲膝关节，双手抱住膝部后侧，使膝关节尽量靠近胸部。在 3~5s 后，伸直腿到原位，

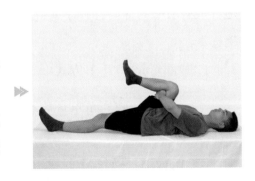

左右腿交替反复运动，每个动作做 15~20 次，每日 1~2 次。

（3）**伸腰运动**　患者取站立位，挺胸抬头，双手在腰际后交相握，并向上抬高，尽可能地伸直手臂，拉高手肘，身体做腰部后伸运动至极限位，将背部肌肉、臀部肌肉及下肢肌肉同时紧张收缩，维持 3~5s 后将身体前倾，腰部伸直，慢慢恢复到初始位置。休息片刻后重复上述动作。每个动作 10~20 次，每日 1~2 次。

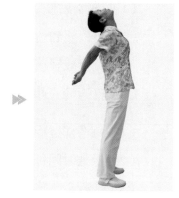

（4）**旋腰运动**　患者取站立位，双脚分开与肩同宽，挺胸抬头，双手扶腰，双脚不动，腰部向左侧旋转至极限位，维持 3~5s 后，再向右侧旋转，交替进行 10~20 次，每日 1~2 次。旋转速度由慢到快，以不增加腰部疼痛为准。

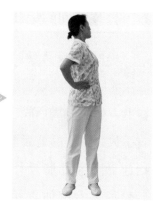

开车时的腰部保护

司机是腰痛病的多发人群，这与司机开车时错误的动作密切相关。随着生活水平的提高，开车人群的增多，掌握正确的开车姿势变得越来越重要。

1. 腰部舒适的开车方式

（1）椅背的倾斜角尽量放小，最好接近 90°，坐下后膝盖要高过腰部。

（2）开车时最好垫上腰枕，给腰部一个支撑。

（3）开车时间不宜过长，开长途车两小时内要休息放松一次。

（4）下车之后要做一做腰部伸展动作。

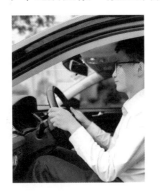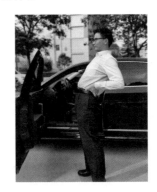

2. 造成腰部负荷的开车方式

（1）椅背倾斜使腰背靠后，双脚伸长。

（2）开长途车做不到间歇性的休息。

（3）开车姿势长时间不更换。

办公室人员预防腰痛的方法

在办公室工作的人员，大部分时间都是坐在椅子上办公，长时间的久坐极易引发腰背部的紧张、痉挛，诱发腰背部疼痛相关疾病。现在我们向大家介绍一种利用椅子作为道具，做一些小运动，以有效地防治腰痛病的方法。

1. 伸展腰背

站立位，双腿伸直，双脚分开略宽于肩，单手放在椅子座位上，另一只手叉腰，然后上半身前倾，尽可能放低肩膀，同时保持放在椅座上的手臂伸直。做有节奏的下压身体，拉伸腰背部的动作，做 10~20 次后换手进行，每次 3~4 组。

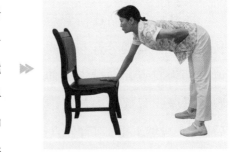

2. 扭转腰部

取坐位，腰背部挺直，抬头挺胸，双肩尽量后展，双髋双膝均屈曲成90°，吸气，将左腿抬起放在右腿上，然后缓缓吐气，让右手握住左膝，同时上身向左侧旋转至极限，让左手向后抓住右侧的椅座，保持下肢姿势不动，维持10~15s后回到起始位置；再反方向运动，交替进行。

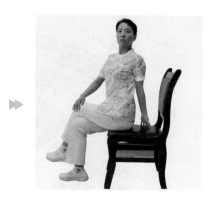

3. 伸展脊柱

取站立位，距椅子0.5m远，双脚并拢站立。身体前探弯腰，上身慢慢弯成90°，直至双手扶住椅背，使重心稳固，双眼平视前方。然后吸气，左腿伸直向后方抬高，尽量能高于头部,膝盖要注意不要打弯，维持3~5s后，缓慢吐气，恢复到初始位置。这个过程中注意双手轻扶椅背，不要用力，双腿交替进行，重复10~15次。

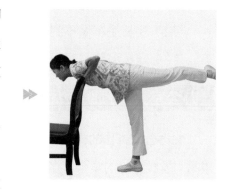

4. 后伸腰部

取站立位，站在椅背后面，双手扶住椅背，双脚分开与肩同宽，然后以腰部为支点，向后方过伸腰部，使腹肌紧张，背部肌肉放松，同时颈部后伸，头自然下垂，双臂伸直扶住椅背，维持10~15s，重复10~15次。

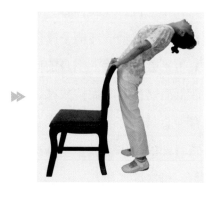

第五章

腿痛病的居家防治

正确认识腿痛病

下肢的结构特点

人体的下肢包括大腿、小腿、膝关节、踝关节和足，它是我们站立、行走的重要器官。

1. 构成下肢的骨骼

下肢的骨骼主要包括股骨、胫骨、腓骨、髌骨和足部的骨骼，它们依靠膝关节与踝关节连接。

2. 下肢的肌肉

下肢最重要的肌肉有股四头肌、比目鱼肌、阔筋膜张肌、股二头肌和腓肠肌，下肢的肌肉都非常粗壮强健，因为其要支撑起整个人体的重量。所以下肢的肌肉也是负担最重的，经常会因为活动的原因造成损伤，引起疼痛不适。疼痛等原因又会使患者长期不活动下肢，下肢的肌肉极易因废用而萎缩，进而导致骨与关节问题的出现，导致恶性循环。

3. 膝关节的结构

膝关节连接着大腿与小腿,是下肢屈伸运动的重要结构,它由股骨内、外侧髁和胫骨内、外侧髁以及髌骨构成。关节内靠前十字韧带、后十字韧带、内侧副韧带和外侧副韧带四条粗韧带连接。半月板位于股骨和胫骨之间,分散贴于关节面上,是起分散压力、缓和冲击力,还有稳定关节的作用的一组软骨。整个膝关节包裹在关节囊中,关节囊中充满了关节液,起润滑和营养作用。

4. 踝关节的结构

踝关节是下肢的另外一个重要的关节,它由胫、腓骨下端的踝关节面与距骨滑车组成。胫骨下端向内、向下突出的部分称为内踝和后踝,腓骨下端突出的部分称为外踝。踝关节后方由腓肠肌下缘的阿基里斯腱相连,也就是我们常说的跟腱,是人体最大的肌腱。

踝关节是下肢运动最重要的结构之一,我们改变行走方向全靠它的运动。踝关节活动多、韧带多、关节面也多,很容易发生关节扭伤、韧带损伤、骨折、关节软骨损伤等,必须加以保护。

5. 足的结构

足与我们的手,都是由很多小骨骼拼接而成的。正常的足部不是扁平的,它有内侧纵足弓、外侧纵足弓、横足弓三个足弓,起到了缓冲作用。如果足弓结构变平,就称为平足,不仅不能久行,还会诱发多种腿部疼痛相关的疾病。足有三个主要支撑点,分别是足跟和前脚掌内、外侧,其中足跟承受的压力最大,它们形成稳定的三角形结构,维持身体的平衡。

造成腿痛的病因

1. 运动损伤

运动损伤是造成腿痛相关疾病的最主要原因。过度的运动会造成肌肉的充血、水肿，关节面的磨损，更严重的还会导致足趾部骨骼青枝骨折；过曲、过旋等运动则会导致关节面的研磨，使半月板撕裂、交叉韧带拉伤；爆发性的运动冲击，如短跑、羽毛球、网球，还经常会导致跟腱的断裂。

2. 退行性改变

随着年龄的增大，人体钙平衡会被打破，钙的吸收速度减弱，而骨钙的丢失量则会增加，这就会引起骨质疏松，使人更容易跌倒和骨折。骨质疏松后骨骼的承重能力减弱，肌肉要代偿性地提供支撑，长期过载就会诱发下肢肌肉、筋膜的炎症反应，诱发疼痛。关节也会为了适应力的变化而产生防御反应，成骨激活，诱发骨质增生，严重的会产生骨刺，对周围的神经、肌肉、血管造成压迫，出现剧烈的疼痛。

3. 半月板损伤

半月板位于股骨与胫、腓骨膝关节面之间，是富有弹性的软骨样结构，起缓冲的作用；配合关节液使用，使关节面更圆滑，运动更顺畅。半月板是软骨，所以它没有再生能力，因各种原因导致半月板损伤后，无法再自我修复。特别是扭转动作时，因半月板的应变能力弱，所以受伤的概率非常高。

4. 韧带损伤

每个关节都是靠韧带相连接，用来完成各种复杂的动作。人体下肢的横向运动靠的是膝关节内的四组韧带，当过旋运动时，常常会使关节伸展过度，使韧带拉伤，甚至拉断。韧带损伤后关节的轻微运动都会导致剧烈的疼痛，严重影响患者的生活质量。

5. 肌肉酸痛症

人体的骨骼肌中有一种化学物质叫肌糖原，在剧烈运动时，肌糖原会发生分解，释放乳酸。乳酸的吸收是一个极为缓慢的过程，其在人体组织内大量堆积，则会刺激我们的机体。这也就是为什么剧烈运动后会全身酸痛的原因。乳酸堆积引起的疼痛往往持续 5~7 天就会自然消退，当然通过有氧运动和热敷可以加速这一过程的进行。

6. 坐骨神经痛

坐骨神经是腰椎到骶椎各个椎骨所伸出的神经，从腰部汇聚，形成一束粗大的神经，经过臀部，一直支配到下肢。当坐骨神经的根部受到压迫或发炎时，就会产生疼痛。这种疼痛不止存在于腰部，还会放射到腿部和足部，造成整个下肢的疼痛。

腿痛病的易发人群

1. 肥胖人群

下肢尤其是膝关节，几乎承受着人体所有的重量。有研究表明，人走路时，会对膝关节造成 3 倍于体重的压力，上下楼梯时会对膝关节造成 7 倍于体重的压力。所以，身体越胖，对膝关节造成的压力越大。使自己的体重维持在标准体重，才能保护好下肢，缓解下肢疼痛。

2. 肌肉力量衰弱的人

下肢的肌肉、韧带、骨骼是一体的，肌肉和韧带如果开始减弱，关节的稳定性就会变差，会导致运动过程中姿势不良，引起关节磨损、软组织损害。所以，加强下肢的力量训练是很重要的，特别是因病卧床时间过长的人群，一定要做好康复训练，提升肌肉力量，避免造成新的损害。

3. 平足和 O 型腿人群

生理解剖结构的畸形也是导致腿痛病发生的原因。平足由于足底足弓缓冲结构的消失，使在行走、跑步过程中整个下肢受到的冲击力都非常大，极易造成各种运动性损伤；而 O 型腿由于人的荷重线偏向内侧，站立状态时对膝关节内侧的压力大，易使关节内侧磨损，半月板损伤，关节变形。

4. 剧烈运动的人

虽然适当的运动有助于防范腿痛病，但是剧烈的运动，特别是剧烈运动前没有做准备活动，会对下肢肌肉、韧带、关节造成严重的伤害。所以运动前一定要做准备活动，运动量要由小到大，运动强度要量力而行。

常见的腿痛病种类

1. 膝关节骨性关节炎

膝关节骨性关节炎是一种常见的慢性关节疾病，其主要病变是关节软骨的退行性改变和继发的骨质增生，临床上以关节疼痛、活动受限为主要症状，晚期还可能出现关节畸形。多见于中老年人，女性多于男性。

2. 跟痛症

跟痛症是指跟骨结节及其周围软组织慢性劳损所致的疼痛，因足跟部疼痛而命名，其并不是一个独立的疾病，其中包括跟骨结节骨刺、跟底滑囊炎、跟底脂肪垫炎、跖骨筋膜炎等。疼痛特点是起步后脚跟疼痛，行走片刻后减轻，但行走过久后疼痛又会加剧，也会因为脚与鞋摩擦而产生疼痛。

3. 膝关节炎

膝关节炎是一种以退行性病理改变为基础的疾患，多见于中老年人群，其症状多表现为膝盖红为膝盖红肿痛、上下楼梯痛、坐起立行时膝部酸痛不适等。也会有患者表现为膝关节肿胀、弹响、积液等，如不及时治疗，则会引起关节畸形、残废。在膝关节部位还常患有膝关节滑膜炎、韧带损伤、半月板损伤、膝关节游离体、腘窝囊肿、髌骨软化、鹅足滑囊炎、膝内/外翻等关节疾病。

4. 痛风

痛风是一种因嘌呤代谢紊乱，尿酸产生过多或尿酸排泄不良而致血中尿酸升高，尿酸盐结晶沉积在关节滑膜、滑囊、软骨及其他组织中引起的反复发作性炎性疾病。它是单钠尿酸盐结晶或尿酸在细胞外液形成超饱和状态，使其晶体在组织中沉积而造成的一组异源性疾病。本病以关节液和痛风石中可找到有双折光性的单水尿酸钠盐结晶为其特点。其临床特征为：高尿酸血症及尿酸盐结晶、沉积所致的特征性急性关节炎、痛风石、间质性肾炎，严重者见关节畸形及功能障碍，常伴尿酸性尿路结石。

5. 纤维肌痛综合征

纤维肌痛综合征（fibromyalgia syndrome，FS）是一种非关节性风湿病，临床表现为肌肉骨骼系统多处疼痛与发僵，并在特殊部位有压痛点。纤维肌痛综合征可继发于外伤，各种风湿病（如骨性关节炎、类风湿关节炎）及各种非风湿病（如甲状腺功能低下、恶性肿瘤）等。本病属中医痹证、行痹、肌痹、腰腿痛范畴。

6. 足底筋膜炎

足底筋膜炎是因为足底的肌肉受到外力暴力的冲击或者长时间的走路，引起局部肌肉劳损导致局部筋膜发炎，表现为局部疼痛，以走路时最严重。最常见症状是脚跟的疼痛与不适，压痛点常在足底近足跟处，有时压痛较剧烈，且持续存在。晨起时疼痛感觉明显，行走过度时疼痛感加剧，严重患者甚至站立休息时也有疼痛感。足底筋膜炎是运动引起的慢性损伤，最常见的原因是经常长时间走路，包括登山健身、徒步旅行、逛商店等活动，连续走上几天，就很容易引起足底的慢性损伤，从而导致足底筋膜炎。另外，鞋跟太硬造成对足跟的压迫，经常穿高跟鞋也会加重足底的损伤，也能引起足底筋膜炎。

7. 胫腓骨疲劳性骨膜炎

好发于跑跳过多的运动。主要原因是：平时体育活动少，肌体协调能力差，突然加大运动训练，跑跳技术要领发挥不好，动作不正确，加上在过硬的运动场地活动时间过长，在跑跳过程中足部反复用力后蹬，小腿肌肉长期处于紧张状态，肌肉不断牵扯，使小腿胫腓骨骨膜撕裂损伤，骨膜及骨膜血管扩张、充血、水肿或骨膜下出血，血肿机化、骨膜增生及炎症性改变。临床表现为：无明显外伤史，逐渐发病，早期症状不明显，只是运动后小腿中下段疼痛，训练运动后渐渐加重，行走时呈跛行。重者小腿内侧或踝关节上方有局限性肿胀，皮肤灼热感，后蹬动作乏力，且疼痛剧烈，行走困难。

8. 髌骨劳损

髌骨劳损指髌骨软骨面及其相对的关节软骨面因慢性损伤后，形成髌骨骨关节炎症的一种退行性疾病，亦称"髌骨软化""髌骨软骨病""髌骨软骨炎"，是膝部常见的运动损伤。由于膝关节经常过分伸屈、超常范围的内外翻，髌骨下面的软骨面与股骨的相应面长期碰撞挤轧致伤。初期表现为开始活动时局部酸痛，活动后减轻，活动结束经一段休息后又加重，没有明确的固定疼痛部位。病程长者，可出现股四头肌萎缩。治疗可酌情采用物理疗法、药物治疗和手术疗法。

9. 跟腱炎

跟腱炎一般指跟腱急慢性劳损后形成的无菌性炎症，是在运动过程中小腿腓肠肌和跟腱承受了反复过度牵张力导致的。另外，突然增加锻炼的强度或频率也常会引起跟腱炎。跟腱炎的发病因素较多，机制尚不清楚，过劳、运动训练错误、鞋不合脚、由僵硬和无力引起的解剖学异常等是引起跟腱炎的可能因素。

腿痛病的治疗方法

腿痛病的药物治疗

1. 非甾体抗炎药

各种非甾体抗炎药对缓解腿部疼痛均有很好的疗效。

2. 外敷药物

（1）骨伤膏

配方：山楂 500g，骨碎补、山栀子、白及各 90g，生川乌、生草乌、生半夏、土鳖虫、生乳香、生没药、樟脑、川断、红花、当归、五加皮、枸杞、杜仲各 50g，三七、丁香、白胡椒、血竭、儿茶、薄荷脑各 30g。

制法：研磨成细末，混合均匀小火炖煮至黏稠，冷却后常温保存。

用法：取适量涂抹于患处，纱布覆盖，敷贴 6~8h 后清洗，每日 1 次。

（2）风湿膏

配方：生马钱子 500g，雷公藤、当归、生地、豨莶草、萆薢、桂枝、秦艽各 100g，生川乌、乌梢蛇各 60g，乳香、生没药各 45g，生白芥子、三七、土鳖虫、全蝎、血竭、儿茶、蜈蚣、樟脑、薄荷脑各 30g。

制法：研磨成细末，混合均匀小火炖煮至黏稠，冷却后常温保存。

用法：取适量涂抹于患处，纱布覆盖，敷贴 6~8h 后清洗，每日 1 次。

（3）骨刺膏

配方：当归、红花、川芎、防风、天麻、川断、川牛膝、秦艽、乳香、没药、五加皮、灵仙、羌活各 5g，生南星、生大黄各 10g。

制法：研磨成细末，混合均匀小火炖煮至黏稠，冷却后常温保存。

用法：取适量涂抹于患处，纱布覆盖，敷贴 6~8h 后清洗，每日 1 次。

（4）骨伤特效膏

配方：当归、川芎、赤芍、桃仁、红花、山栀、生黄柏、生半夏、五倍子、土鳖虫各 100g，三七、生乳香、生没药、生马钱子、血竭、儿茶各 60g。

制法：研磨成细末，混合均匀小火炖煮至黏稠，冷却后常温保存。

用法：取适量涂抹于患处，纱布覆盖，敷贴 6~8h 后清洗，每日 1 次。

（5）活血膏

配方：生半夏、生川乌、生草乌、细辛、土鳖虫、乳香、没药、血竭、儿茶、薄荷脑、樟脑、红花、当归各 30g，山栀子、白芷各 100g。

制法：研磨成细末，混合均匀小火炖煮至黏稠，冷却后常温保存。

用法：取适量涂抹于患处，纱布覆盖，敷贴 6~8h 后清洗，每日 1 次。

（6）接骨散

配方：山楂 500g，续断、丁香、白胡椒、乳香、没药、山栀子各 30g。

制法：研磨成细末，取适量白酒调成糊状。

用法：在骨折部位均匀敷上，再以夹板固定，有皮肤过敏症状禁用。

3. 中成药

（1）云南白药气雾剂　针对急性闭合性的下肢跌打损伤，我们常用云南白药气雾剂。它分为保险液与气雾剂，在跌打损伤发生后，先在伤处局部喷洒保险液，如果疼痛剧烈，仍然不缓解，可隔 1~2min 重复给药，一般不超过 3 次。喷洒保险液 3~5min 后再喷洒云南白药气雾剂，有很好的活血化瘀的作用。需注意的是云南白药气雾剂不能用于开放伤口，会导致伤口感染发炎。

（2）**活血化瘀胶囊**　活血化瘀胶囊是一系列中成药的总称，此类中成药成分大同小异，主要作用是活血化瘀、舒筋止痛。多用于慢性腰腿疼痛相关疾病的康复治疗。

4. 西药成分乳膏及膏药

常用的西药成分膏药有利多卡因贴片、塞来昔布敷贴和吲哚美辛敷贴；常用的西药成分乳膏有扶他林乳膏。这些药物具有消炎止痛的作用，用于急慢性非开放性腰腿疼痛相关疾病有很好的效果。尤其针对无菌性滑囊炎、筋膜炎效果显著。

5. 中药方剂

（1）**舒筋活血汤**　羌活、荆芥、独活、防风、续断、当归、芍药、青皮、牛膝、五加皮、杜仲、红花、枳壳各9g。水煎服，每日1剂，分早晚两次服用，10天一个疗程。治疗下肢淤血、浮肿。

（2）**补肾壮筋汤**　熟地黄、当归、山萸肉、牛膝、五加皮、续断、杜仲、丹皮、茯苓、青皮各9g。水煎服，每日1剂，分早晚两次服用，10天一个疗程。治疗肌肉萎缩、酸楚肿胀、动作欠利。

（3）**白虎加桂枝汤**　石膏、知母、粳米、甘草、桂枝各9g。水煎服，每日1剂，分早晚两次服用，10天一个疗程。治疗关节疼痛、局部红肿，怕冷畏寒。

（4）**身痛逐瘀汤**　秦艽、川芎、桃仁、红花、甘草、羌活、没药、当归、五灵脂、香附、牛膝、地龙各9g。水煎服，每日1剂，分早晚两次服用，10天一个疗程。治疗关节剧烈疼痛，如针刺样的疼痛，运动后疼痛加剧等症状。

（5）**固肾健步汤**　熟地黄、枸杞、川牛膝、木瓜、制马钱子、当归、白芍、醋延胡索、甘草各9g。水煎服，每日1剂，分早晚两次服用，10天一个疗程。可补肾壮骨，益气活血，治疗关节酸痛、活动受限，特别是夜重昼轻的患者。

6. 药物熏洗

（1）下肢软组织损伤的熏蒸疗法

配方：防风、荆芥、川芎、甘草各 3g，黄柏 6g，当归、苍术、丹皮、川椒、苦参各 10g，伸筋草、透骨草各 20g。

制法：研为粗末，装入布袋内加水煎煮 30min。

用法：将毛巾放在热水中浸湿，拧干，敷在患处。毛巾温度达到人体耐受限度即可，不能太烫，每次 15~20min，每天 3~4 次。

（2）膝关节炎的熏蒸疗法

配方：当归、红花、苏木、白芷各 3g，姜黄、威灵仙、羌活、五加皮、海桐皮、牛膝、茯苓、乳香、花椒各 10g，透骨草 20g。

制法：研为粗末，装入布袋内加水煎煮 30min。

用法：将毛巾放在热水中浸湿，拧干，敷在患处。毛巾温度达到人体耐受限度即可，不能太烫，每次 15~20min，每天 3~4 次。

7. 食疗

（1）**枸杞羊肾粥**　鲜枸杞叶 500g 洗净切碎；羊肾一对，洗净，去筋膜、臊腺，切碎；大米 250g，洗净。将上述食材混匀后加水没过食材 2 寸，以文火炖烂成粥，加葱姜调味，分次食用。常食可补肾强腰膝，适用于治疗肾虚或老年腰膝酸软等症状。

（2）**黑豆炖鸡**　老母鸡一只，黑豆、黑枣、百合各 50g，姜片 3g，葱花 5g，酱油 30g，味精、盐适量。鲜鸡洗净焯水后捞出，再洗净，将黑豆、黑枣、百合塞入鸡肚子内，加入酱油、葱、姜炖熟后，取出姜片，加入味精、食盐后即可食用。本品对于缓解腿部胀痛、充血水肿有很好的疗效。

（3）**糖渍鲜龙眼**　龙眼肉 500g，去皮、核后置入大瓷碗中，加入白糖 50g，反复煮熟、晾干数次，使色泽变黑、变硬，最后拌少许白糖，装瓶保存。常食本品可以治疗腿部肌肉萎缩、形体消瘦等症状。

（4）**牛奶山药羊肉羹** 羊肉 500g，洗净切块，放生姜 25g，小火清炖半日，取羊汤一碗，加去皮山药 100g，放入锅内煮烂，加牛奶半碗，盐少许，待煮沸后即可食用。常食可以强身健体，治疗四肢厥冷、疲乏无力。

（5）**黄焖鳝鱼** 黄鳝去除骨和内脏，洗净后用开水去除血水和黏液，切成小块；锅中倒油，烧至八成热，倒入黄鳝煸炒；最后加入紫苏、黄瓜、适量清水，武火煮沸，放入盐、味精等调味品，搅拌均匀即可食用。常食可补肾虚体弱，治疗四肢无力、腰腿疼痛。

8. 腿痛病的点穴方法

（1）**涌泉**

取穴定位：正坐，翘一足于另一膝上，足掌朝上，用另一手轻握，四指置于足背，弯曲大拇指按压处即是。

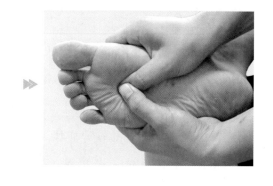

点穴方法：左右手拇指重叠对准涌泉穴，其余四指扶住脚背，拇指用力揉搓穴位，左右各搓 1~3min，早晚各 1 次。

功效：涌泉穴有散热生气的作用，经常按这个穴位，可以清热、缓解抑郁症，对腰腿疲劳、神经衰弱、脚气病等病症有很好的疗效。

（2）承山

取穴定位：在小腿后正中，委中穴和昆仑穴之间，当伸直小腿或足跟上提时，腓肠肌肌腹下出现的尖角样凹陷处就是。

点穴方法：患者坐在椅子上，将一足挂于另一足膝盖处，一手环绕包裹着小腿，四指在前，拇指在后垂直按压。每日早晚各 1 次，每次 1~3min，两手可交替进行。

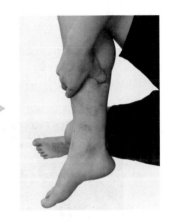

功效：承山穴是小腿筋、骨、肉三者的连接点，也是人体压力最直接的承受点。按压承山穴可以减轻疲劳、缓解压力，对腰腿痛、坐骨神经痛、腰背痛等均有显著的疗效。

（3）解溪

取穴定位：位于小腿与足背交界处的横纹中央凹陷处。

点穴方法：采取双手抱膝的姿势，双手拇指重叠放在解溪穴上，同时按压施力。

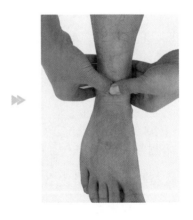

功效：按摩此穴有通络祛火、消炎止痛的功效。在现代中医学中，按摩此穴可以治疗脚腕痛、下肢麻痹萎缩、足下垂、踝关节及周围软组织损伤等症。

（4）殷门

取穴定位：大腿后侧承扶穴与委中穴的连线上，承扶穴下 6 寸处即是。

点穴方法：他人辅助时，患者俯卧位，按压者双手紧扣大腿，两手的大拇指重叠放在穴位上，双臂伸直施加体重的力量进行强力的按压；

自己按压时，采取坐位，脚下垫一个小板凳，使大腿腾空，用示指的指腹按揉该穴位，左右腿轮流按压，每日早晚各 1 次，每次 1~3min。

功效：按压敲打殷门穴可以起到强健腰膝的作用，经常按摩、敲打此穴可以治疗神经问题引起的腿部疼痛相关疾病，如坐骨神经痛、下肢麻痹综合征、小儿麻痹症后遗症等。对腰腿痛、股四头肌炎等也有很好的调理和改善作用。

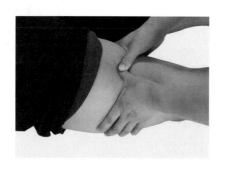
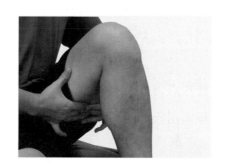

（5）三阴交

取穴定位：在人体小腿内侧，足内踝上缘四指宽，踝尖正上方胫骨边缘凹陷处。

点穴方法：坐姿，双手环绕住脚踝，左右手大拇指重叠，垂直按压。每天早晚各 1 次，按摩后热敷效果更佳。孕妇禁按此穴。

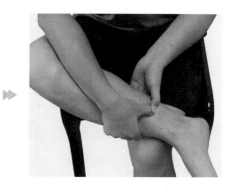

功效：三阴交穴有止血通络的作用，长期按摩此穴对治疗全身无力、下肢麻痹、神经痛、脚气病等病症都有很好的疗效。

（6）足三里

取穴定位：位于外膝眼下 3 寸，距胫骨前嵴一横指，在胫骨前肌上。

点穴方法：坐在床上，屈膝，双手交叉握在膝盖下方，拇指在前，四指在后，用两手的拇指指腹刺激穴位。也可用笔、筷子等硬物直接刺激穴位，每日 2~3 次，一次 1~2min。

功效：足三里是胃腹精气的聚集点，是人体最重要的治病穴位之一。按摩此穴，可以疏通经络、增强下肢力量、消除疲劳，防治四肢浮肿、股膝酸痛、软弱无力；对坐骨神经痛、胫腓骨神经痛、小儿麻痹、风湿性关节炎、末梢神经炎都有很好的治疗效果。

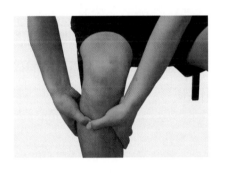 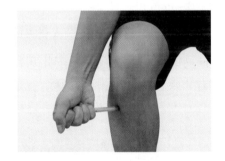

（7）风市

取穴定位：在人体大腿外侧的中线上，直立垂手时，中指指尖所在的位置。

点穴方法：坐在地板或者床上，用同侧手的大拇指用力按压伸直腿上的风市穴，按压 2~3min，两腿交替按压，每日 2~3 次。

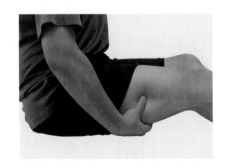

功效：按摩此穴有祛风湿、利腿足的作用，经常按摩这个穴位，对脚痛、腿膝酸痛等症状有很好的疗效，还可以改善下肢神经麻痹、脚气、股外神经炎、半身不遂等症状。

（8）阳陵泉

取穴定位：阳陵泉穴位于人体膝盖斜下方，小腿外侧腓骨小头稍向前凹陷处。

按摩方法：与足三里按摩方法相似，坐在床上，屈膝，双手交叉握在膝盖下方，拇指在前，四指在后，用两手的拇指指腹刺激穴位。刺激此穴位时会有明显的酸、麻、胀、痛，每个穴位按压 1~3min，一日 2~3 次。

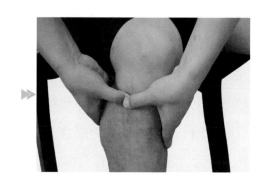

功效：阳陵泉穴是人体中"筋"的交汇点，对长期筋骨僵硬、容易抽筋的人尤其有效。长按此穴，可以有效缓解抽筋、筋骨僵硬、酸痛等，对下肢麻痹、瘫痪的患者也有很好的作用。

（9）委中

取穴定位：位于膝盖里侧中央，腘横纹的中点，在股二头肌肌腱与半腱肌肌腱的中间。

按摩方法：坐姿，双腿自然弯曲，用示指的指腹向内按揉。由于此处血管神经丰富，皮肤娇嫩，所以按揉时动作要轻柔。每次 1~3min，每日 2~3 次。

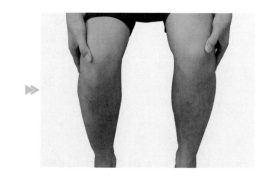

功效：按摩委中穴可以起到强腰健腿的作用，长期按摩此穴，对腰背部、腿部的疾病都有很好的疗效，如腰腿无力、腰痛、腰连腿痛等。此外，还可以治疗坐骨神经痛、小腿疲劳、下肢瘫痪、臀部疼痛、膝关节疼痛、腓肠肌痉挛等病症。

（10）犊鼻

取穴定位：屈膝，在膝部，髌骨与髌韧带外侧凹陷中。

点穴方法：弯曲膝盖坐下，双手掌心向下，放于膝盖上。利用拇指或者中指，同时用力按压两侧的穴位。每天早晚各1次，每次按揉1~3min。

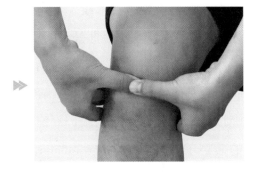

功效：这个穴位主要起到治疗膝关节的作用。长期按摩此穴，可以治疗膝关节痛、膝关节软弱无力、下肢麻痹、不能久站等症状。

（11）昆仑

取穴定位：正坐垂足，将要按摩的脚稍向斜后方移至身体侧边，脚跟抬起。用同侧手，四指在下，掌心朝上扶住脚跟底部。大拇指弯曲，指腹置于外踝后的凹陷处，大拇指所在位置即是穴位。

点穴方法：坐在床上，一手大拇指弯曲，用指节由上至下轻轻刮按，每次左右各刮按1~3min，每日早晚各1次。

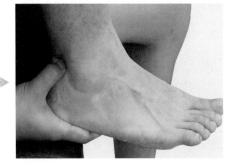

功效：此穴属于足太阳膀胱经，有舒筋化瘀、消肿止痛的功效。按摩此穴，可以治疗腿足红肿、脚腕疼痛、脚踝疼痛、踝关节及周围软组织炎等。此外，还可以缓解坐骨神经痛、关节炎、脚气病等症。

（12）曲泉

取穴定位：屈膝正坐，手掌置于腿的外侧，拇指置于膝上，四指并拢置于膝内侧横纹端凹陷处，中指指尖所在位置即是。

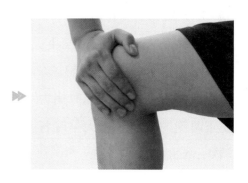

按摩方法：坐在床上，弯曲膝盖，对侧拇指放在穴位上，轻轻按压穴位，会有酸、胀、疼痛的感觉。每次左右腿各按 3~5min，每日早晚各 1 次。

功效：此穴有清热利湿、通调下焦的功效。经常按摩此穴，对治疗髌膝肿痛、下肢麻痹等症状有明显疗效。此外，此穴还是治疗男女生殖系统疾病的常用穴位，经常按摩有养生保健、延年益寿的功效。

（13）伏兔

取穴定位：正坐，双手示指、中指、无名指三指平放于大腿的前外侧，距离膝盖上线三分之一处，其余两指翘起，中指所在的位置即是该穴。

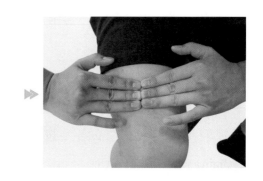

按摩方法：坐在椅子上，膝盖弯曲成 90°，以同侧手掌对准此穴，另一手手掌叠加在这一手掌上，上半身稍向前倾，以全身的力量按压此穴，每天早晚各 1 次，每次 1~3min。

功效：此穴有舒筋活血的功效，按摩此穴可以有效治疗腰痛、膝痛、膝冷、神经引起的下肢痛、下肢麻痹瘫痪、膝关节炎等病症。

（14）承扶

取穴定位：正坐，将两手掌心朝上，五指并拢，置放在臀部与大腿的交界处，中指所在位置即是穴位所在。

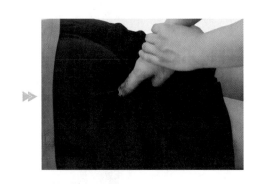

按摩方法：患者趴在床上，另一人将示指、中指、无名指放在穴位上，用力按揉穴位，每次按揉 2~3min，早晚各 1 次。

功效：按摩此穴有通便消痔、舒筋活络的功效，可用来治疗腰腿痛、坐骨神经痛、下肢瘫痪、久坐后疲劳等病症。长期按摩此穴，还有收紧臀部，维持曲线的功效。

（15）承筋

取穴定位：正坐垂足，一手五指并拢，手背贴在小腿肚上，将拇指放于同侧腿的膝盖后腿弯处，则小指所在的小腿正中央处，即小腿后部肌肉最高点处即是该穴。

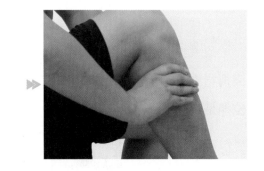

按摩方法：坐在床上，弯曲膝盖，拇指叠压在小腿后的穴位上，其余手指轻握住小腿起固定作用，两手拇指同时用力按压穴位。每次左右各按压 1~3min，每日 2~3 次。

功效：经常按摩此穴，对小腿痛、腓肠肌痉挛、腰背疼痛、急性腰扭伤等病症有很好的疗效。还可以通过针刺此穴来治疗下肢麻痹、坐骨神经痛等疾病。

（16）环跳

取穴定位：自然站立，同侧手插臀上，四指在前，大拇指指腹所在的位置即是穴位所在。

按摩方法：侧卧位，位于上侧的手四指朝前叉腰，用拇指指腹进行按压。每次 2~3min，按压完毕后换另一侧继续进行按压，每日 2 次。

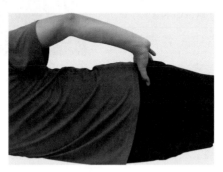

功效：此穴有运化水湿的功效，经常按摩此穴，对腰腿痛、坐骨神经痛等症状有很好的疗效。此外，按摩此穴对下肢麻痹、腿部无菌性炎症、脚气病等病症有很好的调理和保健作用。

（17）阳辅

取穴定位：正坐垂足，稍向前俯身，用左手掌心向前，四指在内，大拇指在外，由脚跟上向前，抓住小腿跟部，大拇指指腹所在位置的穴位即是。

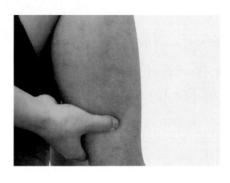

按摩方法：坐在床上，弯曲膝盖向身体一侧，用大拇指指腹按揉该

穴位，此时会有酸麻胀痛感。每次按揉 1~3min，每日 2~3 次。

功效：此穴祛风湿的效果好，尤其针对下肢浮肿，有很好的疗效。还可以治疗关节肿痛、下肢瘫痪、脚气病等。

（18）阴廉

取穴定位：在大腿内侧，大腿根部、耻骨结节的下方，长收肌的外缘。

按摩方法：手握住大腿，大拇指放在穴位上，两侧同时用力按揉，每次按揉 3~5min，每日 3 次。

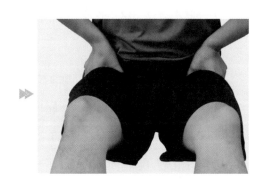

功效：按摩此穴可治疗下肢疼痛、痉挛，同时还对小腹疼痛、腰腿疼痛、下肢痉挛等有很好的疗效。

家庭拔罐疗法治疗腿痛病

（一）坐骨神经痛的拔罐疗法

1. 留针罐法治疗坐骨神经痛

（1）取穴定位

气海俞：在腰部，第 3 腰椎棘突下，旁开 1.5 寸处。

环跳：在股外侧部，侧卧屈股，在股骨大转子最凸点与骶骨裂孔连线的外三分之一与中三分之一的交点处。

殷门：在大腿后面，在承扶与委中的连线上，承扶下 6 寸处。

关元俞：在腰部，第 5 腰椎棘突下，旁开 1.5 寸处。

居髎：在髋部，髂前上棘与股骨大转子最凸点连线中点处。

（2）**操作步骤** 患者取卧位，取上述穴位和腰部疼痛点，用酒精对穴位皮肤进行消毒后，先用毫针刺入穴位中，行针，有酸麻胀痛感即可，随后用闪火法将火罐吸附在穴位上，留罐 10~15min。每日 1 次，6 次为一个疗程。

2. 刺络罐法治疗坐骨神经痛

（1）**取穴定位**

气海俞：在腰部，第 3 腰椎棘突下，旁开 1.5 寸处。

环跳：在股外侧部，侧卧屈股，在股骨大转子最凸点与骶骨裂孔连线的外三分之一与中三分之一的交点处。

殷门：在大腿后面，在承扶与委中的连线上，承扶下 6 寸处。

关元俞：在腰部，第 5 腰椎棘突下，旁开 1.5 寸处。

居髎：在髋部，髂前上棘与股骨大转子最凸点连线中点处。

（2）**操作步骤** 患者取俯卧位，在对穴位进行常规消毒后，首先用三棱针在穴位上作点刺，然后用闪火法将罐具吸拔在穴位上，留罐 10~15min，两日 1 次。

（二）风湿性关节炎的拔罐疗法

1. 走罐法

操作方法: 沿督脉、足太阳膀胱经 1、2 线（风门至大肠俞、魄户至志室）走 5~10 遍，每周 2 次。

2. 拔罐法

（1）**穴位选取**

髋关节：环跳、髀关、居髎、阳陵泉、悬钟；

膝关节：梁丘、血海、膝眼、膝阳关、曲泉、阴陵泉、阳陵泉、三阴交、解溪、悬钟；

踝关节：昆仑、太溪、解溪、丘墟、照海。

（2）**操作步骤**   患者取坐位或卧位，在对穴位进行常规消毒后，首先用三棱针在穴位上作点刺，然后用闪火法将罐具吸拔在穴位上，留罐10~15min，两日1次。

3. 血罐法

操作方法：在痛点及红肿、肿胀关节处以三棱针点刺，然后闪火上罐，留罐5min后取罐，以棉球擦净血迹。急性发病期每日1次；慢性炎症及缓解期每3日1次。

（三）骨关节炎的拔罐疗法

1. 多罐法

（1）**穴位选取**
主穴：梁丘、血海、阳陵泉、阴陵泉、犊鼻、悬钟。
配穴：血瘀加拔膈俞、三阴交；风寒加拔风市。

（2）**操作步骤**   患者取坐位或卧位，在对穴位进行常规消毒后，首先用三棱针在穴位上作点刺，然后用闪火法将罐具吸拔在穴位上，留罐10~15min，两日1次。

2. 血罐法

操作方法：找到患者痛点，定位消毒，然后用三棱针点刺，随后闪火上罐，留罐5min后取罐，以棉球擦净血迹。

（四）骨质疏松的拔罐疗法

1. 药罐法

（1）**穴位选取**   足三里、肾俞、脾俞、膏肓、三阴交。

（2）**操作步骤**   先制作药饼，将白芥子、巴戟天、肉豆蔻等量，加少许冰片，研磨成末，用水调和成型；随后选穴定位，用酒精消毒后，先在穴位上拔罐10~20min，取下罐后，将药饼贴敷在穴位上，6~18h后取下。隔日治疗 1 次，5 次一个疗程。对敷贴药物有过敏反应的人群禁止使用本方法。

（五）髌骨软化症的拔罐疗法

1. 留罐法

（1）**穴位选取**

主穴：梁丘、血海、阴陵泉、足三里、犊鼻、三阴交。

配穴：肝肾功能亏虚的病人加拔肝俞、肾俞、命门、关元俞、气海俞。

（2）**操作步骤**　患者取坐位或卧位，在对穴位进行常规消毒后，用闪火法将罐具吸拔在穴位上，留罐 10~15min，两日 1 次。

2. 血罐法

操作方法：找到患者痛点，定位消毒，然后用三棱针点刺，随后闪火上罐，留罐 5min 后取罐，以棉球擦净血迹，每周 1 次。

（六）梨状肌综合征的拔罐疗法

1. 多罐法

（1）**穴位选取**　腰夹脊、秩边、环跳、阳陵泉、承山、悬钟。

（2）**操作步骤**　患者取坐位或卧位，在对穴位进行常规消毒后，用闪火法将罐具吸拔在穴位上，留罐 15min，每日 1 次。

2. 走罐法

操作方法：在患者疼痛的区域采用走罐的方法，以皮肤潮红、出现瘀斑为达到效果，每周 1 次。

3. 血罐法

操作方法：找到患者痛点，定位消毒，然后用三棱针点刺，随后闪火上罐，留罐 5min 后取罐，以棉球擦净血迹，每周 1 次。

（七）下肢麻木的拔罐疗法

（1）**穴位选取**　髀关、风市、阳陵泉、阴陵泉、三阴交。

（2）**操作步骤**　患者取坐位或卧位，在对穴位进行常规消毒后，用闪火法将罐具吸拔在穴位上，留罐5~10min，每日1次。

（八）股神经痛的拔罐疗法

1. 多罐法

（1）**穴位选取**　腰夹脊、四强、血海、三阴。

（2）**操作步骤**　患者取坐位或卧位，在对穴位进行常规消毒后，用闪火法将罐具吸拔在穴位上，留罐15min，每日1次。

2. 走罐法

操作方法：沿督脉（大椎穴至腰阳关穴）、足太阳膀胱经的疼痛区域走罐，直至皮肤潮红、出现瘀斑为达到效果，每周1次。

3. 血罐法

操作方法：找到患者痛点，定位消毒，然后用三棱针点刺，随后闪火上罐，留罐5min后取罐，以棉球擦净血迹，每周1次。

（九）下肢肌肉痉挛的拔罐疗法

（1）**穴位选取**　肝俞、肾俞、髀关、风市、阳陵泉、三阴交。

（2）**操作步骤**　患者取坐位或卧位，在对穴位进行常规消毒后，用闪火法将罐具吸拔在穴位上，留罐5~10min，每日1次。

（十）足跟痛的拔罐疗法

（1）**穴位选取**　承山、太溪、昆仑、涌泉、照海。

（2）**操作步骤**　患者取坐位或卧位，在对穴位进行常规消毒后，用闪火法将罐具吸拔在穴位上，留罐15min；拔罐后再用火针点刺患者足三里，吸拔5~10min后取罐，擦除瘀血。隔日1次，5次为1个疗程。

刮痧疗法治疗腿痛病

（一）坐骨神经痛的刮痧疗法

1. 穴位选取

（1）**腰背部穴位** 大肠俞、腰俞、环跳。

（2）**下肢穴位** 阳陵泉、悬钟、昆仑、殷门、委中、承山。

2. 操作方法

患者俯卧位，裸露腰背部皮肤，用刮痧板的下缘接触皮肤，向刮拭方向倾斜45°，用长刮法依次刮拭大肠俞、腰俞，再用刮痧板的一角用力向下按压委中穴，逐渐加力，停留数秒后迅速抬起，直到有麻胀感为止；随后患者改侧卧位，刮痧板向下倾斜45°，由上至下刮拭阳陵泉至悬钟穴；最后患者再改成俯卧位，下肢肌肉裸露，刮痧板向下倾斜45°，由上至下刮拭殷门穴至昆仑穴。

（二）风湿性关节炎的刮痧疗法

1. 穴位选取

（1）**腰背部穴位** 大椎、腰俞。

（2）**下肢的穴位** 阴陵泉、三阴交、阳陵泉、悬钟、委中、飞扬、委阳、血海、解溪、足三里。

2. 操作方法

患者俯卧位，裸露腰背部皮肤，用刮痧板的下缘接触皮肤，向刮拭方向倾斜45°，用长刮法从上至下刮拭大椎至腰俞，随后同样方法刮拭委中至飞扬穴；再转为侧卧位，用长刮法从上向下刮拭阳陵泉至三阴交、阳陵泉至悬钟穴；最后，用刮痧板的一角，用点刮法刮拭委阳穴、血海穴、解溪穴、足三里穴。

（三）膝关节痛的刮痧疗法

1. 穴位选取

（1）**膝关节周围穴位**　梁丘、膝阳关、阳陵泉、鹤顶、犊鼻、足三里、血海。

（2）**身体的全息投射区域**　顶颞后斜带、顶颞前斜带、手部的腿区。

2. 操作方法

患者侧卧，裸露下肢，用面刮法从上向下刮拭膝阳关穴、阳陵泉穴；随后患者改为仰卧位，裸露下肢，用面刮法从上向下刮拭鹤顶穴、梁丘穴、足三里穴、阴陵泉穴；最后用点按法按揉血海穴、犊鼻穴。

（四）小腿痉挛的刮痧疗法

1. 穴位选取

（1）**面部的穴位**　人中。

（2）**上肢的穴位**　液门。

（3）**下肢的穴位**　阳陵泉、悬钟、委阳、承筋、承山、阴谷、委中、阴陵泉、三阴交。

2. 操作方法

患者俯卧，用面刮法从上到下刮拭阳陵泉至悬钟，然后用面刮法从上到下刮拭委阳、委中，随后在膝窝处涂上刮痧油，用拍打法刮拭；随后患者改为仰卧位，先用重力以点按法连续点按人中穴、液门穴，再用面刮法从上到下刮拭阴陵泉至三阴交；最后患者改为侧卧位，下肢伸直，膝盖错开，用面刮法从上到下刮拭阴谷。

（五）足跟痛的刮痧疗法

1. 穴位选取

（1）**上肢穴位**　大陵。

（2）**下肢穴位**　水泉、太溪、照海、跗阳、申脉、委中、承山、涌泉。

（3）**身体的全息投射区域**　顶颞后斜带、顶颞前斜带、额顶带、手部的足区。

2. 操作方法

患者取坐位或者站立位，以面刮法从上到下刮拭大陵；随后患者侧卧，两腿分开，裸露双脚和踝关节，以面刮法从上到下刮拭水泉、太溪、照海、涌泉四个穴位，再以面刮法从上到下刮拭跗阳穴至申脉；最后患者改坐位，以厉刮法刮拭头部额顶带后三分之一，再以厉刮法刮拭头部两侧顶颞前、后斜带上三分之一；最后用垂直按揉法按揉第二掌骨桡侧足区。

腿痛病的足疗保健方法

1. 反射区

肾脏、肾上腺、腹腔神经丛、输尿管、膀胱、尿道、（内、外侧）坐骨神经、上下身淋巴腺、腰椎、骶椎、膝、髋关节、（内、外侧）尾骨。

2. 按摩方法

点按肾、肾上腺反射区各 2min。点刮腹腔神经丛，并从足趾向足跟方向推按输尿管反射区各 2min。点按膀胱，拇指掌推法推尿道反射区各 2min。由下向上推内外侧坐骨神经反射区各 2min。捏按上下身淋巴腺反射区各 1min。从前向后推按腰椎、骶椎、膝、髋关节，刮动内、外侧尾骨反射区各 1min。

3. 疗程

取双足按摩，一天 2 次，7 天为一个疗程。

腰痛病的手疗保健方法

1. 穴位及反射点

穴位：肾穴、太渊。

反射点：多汗点、腰脊点。

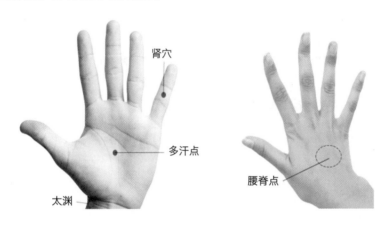

2. 按摩方法

按肾穴、多汗点、太渊的顺序点法按揉 20 次；再用推法按揉腰脊点 20 次，完成后重复 2~3 遍。

3. 疗程

左右手交替进行，一天 2~3 次，7 天为一个疗程。

膝关节相关疾病的运动疗法

（一）缓解膝关节疼痛的运动

膝关节的活动主要依靠股四头肌、小腿三头肌与腿后腱肌。膝关节疼痛与这些肌肉的薄弱导致的膝关节稳定性减弱有关。所以，要想缓解膝关节的疼痛，首先要从强化这三块肌肉开始。

1. 仰卧抬腿运动

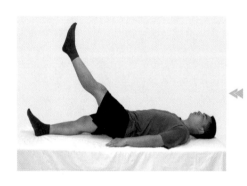

患者仰卧，伸直双腿。将疼痛一侧的腿慢慢抬高至20°～30°（不能超过30°，30°以后以腹肌力量为主，锻炼不了股四头肌），保持姿势5s，然后慢慢放下，不能速度过快，要以股四头肌有绷紧感为宜。

2. 负重抬腿运动

坐在椅子上，在脚踝上绑一个1kg左右的重物，然后慢慢把腿伸直，静止5s后，在慢慢放下腿。当能够轻松简单地完成20次动作时，每次再加0.5kg重物，女性宜加到3kg为止，男性可以加到4kg。

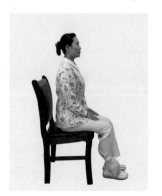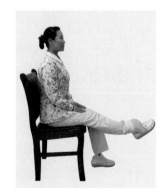

3. 踝关节上下翻

坐在椅子上，将脚抬起，与地面平行。先将脚尖尽量翘起，保持
5~10s，随后放下脚跟，使脚掌与地面平行，脚尖绷直维持 5~10s，每只
脚做 10~20 下，左右脚交替进行，每日做 3~5 次。长期做这个动作可以
强化小腿肚的肌肉，使站立时下肢更稳固。

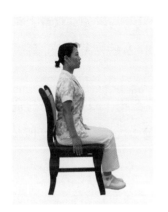 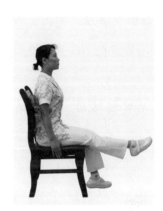

4. 踮脚尖运动

手轻轻扶在座椅靠背上，使身体保持平衡，然后慢慢踮起脚尖。保
持这个姿势 3s，再慢慢放下脚跟。每日进行 10~20 次，长期坚持这项运动，
可以强健腿部肌肉，增加抗负荷能力。

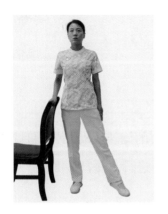 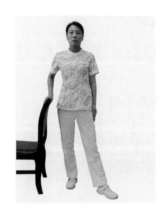

（二）治疗类风湿关节炎的运动

类风湿关节炎是一种常见的免疫相关的疾病，可造成患者关节疼痛、畸形等。患者经常隐痛难忍，通过以下运动疗法不仅可以缓解疼痛，还能起到一定的治疗效果。

1. 弯腰运动

（1）**前弯腰运动**　患者站立，两脚分开与肩同宽，双臂上举，头上抬，双目仰视，慢慢弯腰，双手触摸双足，坚持1~2s后恢复原位，每次10~20下，每日2~3次。

（2）**后弯腰运动**　患者站立，双手叉腰，双脚分开与肩同宽，向后做弯腰运动，头颈部后倾至极限后停留2~3s，随后恢复原位。每次做10~20下，每天做2~3次。

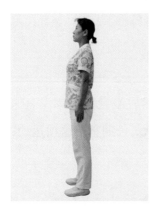

站立位

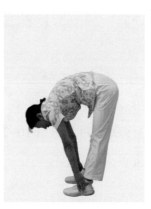

前弯腰

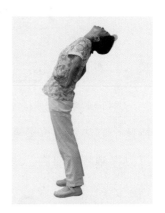

后弯腰

2. 趾踝运动

坐在椅子上，双下肢伸直，做踝关节的旋转运动，先顺时针转10~15圈，再逆时针转10~15圈。双踝关节交替进行，每日2~3次。

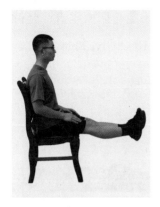 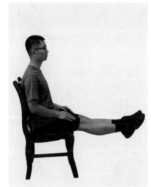 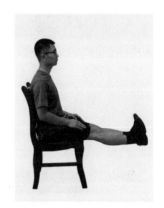

3. 膝髋运动

（1）患者盘腿呈打坐的姿
势，双足置于对侧小腿下，双手
置于两侧膝关节上，逐渐用力压
膝关节，使膝关节尽量贴近床面，
使髋关节外旋。坚持 1~2s 后放松，
使膝关节离开床面。每次 10~20
下，每日 2~3 次。

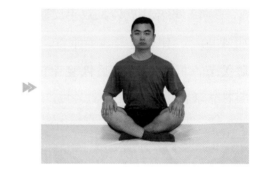

（2）患者仰卧，将一侧下肢抬起，使大腿与床面垂直，屈曲膝关节，
使小腿与床面平行，坚持 2~3s 后，伸直膝关节，并放平该下肢，换另一
侧进行。每次 10~20 下，每日 2~3 次。

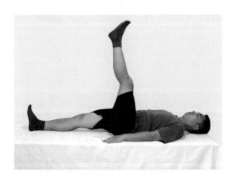 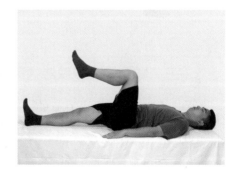

（3）患者俯卧，屈曲一侧膝关节至90°，使小腿与床面垂直，坚持3~5s后伸直关节，恢复原位，双下肢交替进行。每次10~20下，每日2~3次。

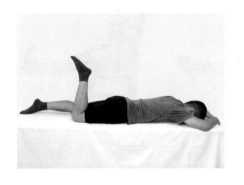 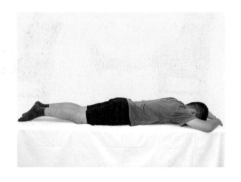

（4）患者站立位，双手叉腰，双足打开与肩同宽，提大腿的同时屈膝90°，使小腿与地面垂直，坚持2~3s后将小腿向前方踢出，伸直膝关节，再坚持2~3s后恢复原位，双下肢交替进行，每次10~20下，每日2~3次。

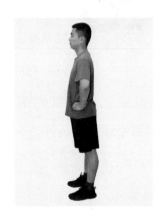 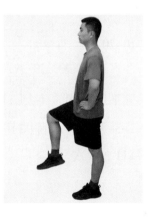 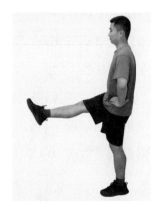

（三）减少膝关节积液的运动

关节积液是由于膝关节的一些原发性疾病引起的一种症状，也是我们经常遇到的一种情况。关节囊的内部空间是有限的，过多的积液必然会导致关节的肿胀、变形，影响日常的活动，还会压迫神经、血管，引起疼痛。

对于关节积液，我们首先需要治疗原发病，其次就是要减少关节积液的量。除了外科方法吸除多余的积液，运动疗法也是一种简单有效的手段，下面我们将加以介绍。

1. 直腿抬举运动

患者仰卧，双下肢伸直，慢慢抬起一侧下肢，抬腿的高度根据个人情况而定，坚持 5~10s 后放下，双下肢交替进行，各做 10~30 下，每日 2~3 次。

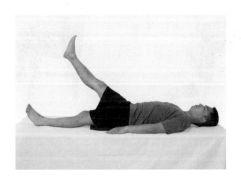

2. 膝关节不负重屈伸运动

患者仰卧，双下肢伸直，抬起大腿，使之与床面垂直，在此基础上，屈伸膝关节，运动小腿 10~30 次，或连续运动 5~10min，每日 2~3 次。此动作有利于积液的吸收和肿胀的消退。

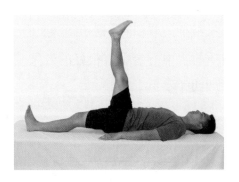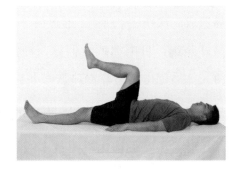

3.膝关节抗阻力屈伸运动

患者坐在椅子上，将小腿慢慢伸直，与地面平行，坚持 3~5s 后放松，反复做 15~20 下，每日 3~4 次。在训练一段时间后，腿部力量加强的情况下，可适当增加重物，以增强对抗力。

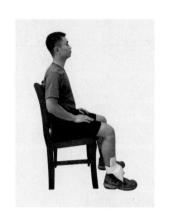 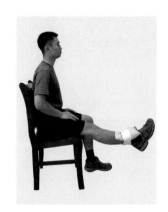

4.骑自行车运动

每次骑行 10~15min，速度宜舒缓，以不造成关节肿胀感为标准，每日 2~4 次。

5.游泳

大家可能都听说过游泳有助于关节积液的吸收，但对于泳姿的选择，或许并不清楚。蛙泳的长时间、高频率的蹬腿动作，其实对于关节反而容易造成二次伤害。所以，通过游泳的方法来减少关节积液、锻炼腿部肌肉，最好是选择自由泳或者仰泳，即使是简单的水中行走也有很好的效果。游完泳后记得再给膝盖热敷一下，这样效果更佳。

（四）防治膝关节滑膜炎的运动

膝关节是人体内滑膜最多的结构，它的结构复杂，在扭伤、冲击伤后，滑膜往往会产生一种无菌性炎症，叫做膝关节滑膜炎。人们往往将这个疾病误以为是膝关节炎，其实并不是，最明显的区别就是膝关节滑膜炎没有软骨、骨和韧带的器质性改变。膝关节滑膜炎往往病程长，迁延不愈。患者主要表现为关节屈曲不灵活，同时有疼痛感。严重的还会产生很多积液，导致关节肿胀。膝关节滑膜炎的治疗一方面要积极地对症处理，另一方面要配合运动疗法，以缓解疼痛，消除肿胀，吸收积液，达到治疗的目的。

1. 仰卧抬腿运动

患者仰卧位，右侧膝关节弯曲，左侧膝关节伸直，缓慢抬起左腿。当左腿抬起 40°~50° 时，坚持 5~7s，然后继续抬腿至极限位，再坚持 5~7s 后放下，双下肢交替进行，每次 10~30 下，每日 2~3 次。

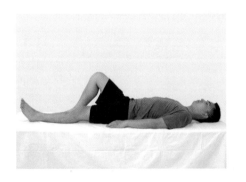
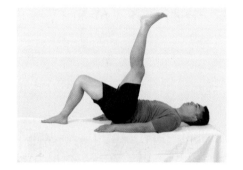
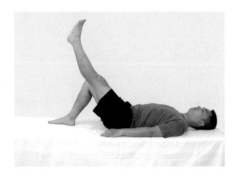

2. 仰卧抱膝运动

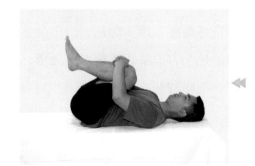

患者仰卧、双腿慢慢做屈髋、屈膝动作，当膝关节逐渐接近胸腹部时，双手抱住双膝，坚持5~7s后还原，每次10~30下，每日2~4次。

3. 俯卧屈膝后抬小腿运动

患者俯卧、缓慢屈曲一侧膝关节，将小腿抬起，使脚跟尽可能接近臀部，坚持3~5s后，放下抬起的小腿，恢复原位，换另一侧小腿。双小腿交替进行，各做10~30下，每日2~4次。

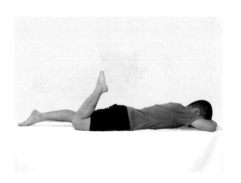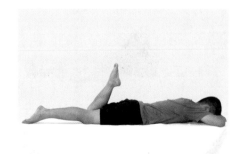

4. 踩踏板运动

先用一只脚踏于台阶上，再将另一只脚踏上台阶，随后另一只脚退回地面，交替反复做10~20下，每日2~3次。

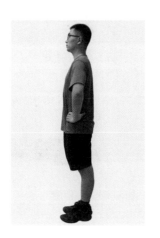 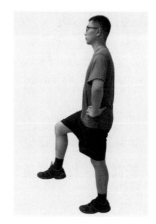

5. 站立提腿运动

患者站立，一只手扶住桌面等物体，一条腿站立，屈曲另一条腿的膝关节，患者另一只手在身后握住后伸小腿的脚背，并向臀部提拉该小腿，坚持 3~5s 后松手，双腿交替进行，各提拉 10~20 下，每日 2~4 次。

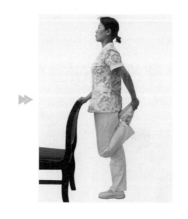

（五）防治膝关节骨关节炎的运动

膝关节骨关节炎好发于 50 岁以上的中老年人。它是一种常见的、慢性的关节病变，表现为关节肿胀、疼痛、运动受限。影像学可表现出关节软骨、软骨下骨和关节边缘受损、破坏、增生，在运动时还会出现吱吱声或噼啪弹响声。运动疗法可以在一定程度上治疗缓解骨关节炎的症状，提高生活质量。

1. 卧位直腿抬高运动

患者仰卧，下肢伸直，踝关节呈 90°，先将一侧下肢慢慢抬起，离开床面 10cm 左右，坚持 5~10s，再改为另一侧下肢做上述动作，两腿交替进行。各做 10~30 下，每日 2~3 次。

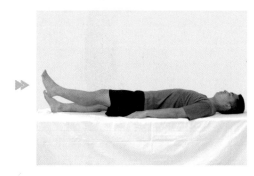

2. 坐位直腿抬高运动

患者坐于椅子前部，双手扶椅子面，身体前倾，一侧下肢膝关节屈曲，另一侧下肢伸直，踝关节呈 90°。将伸直的下肢慢慢抬起，离开地面 10~20cm 高时，坚持 5~10s，再改用另一侧下肢做上述运动，两下肢交替进行，各做 10~30 下，每日 2~3 次。

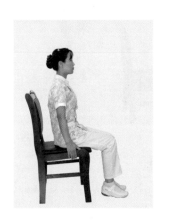
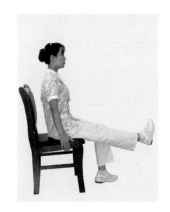

3. 下肢外展运动

患者侧卧，两下肢并拢。将上面的腿慢慢抬起，离开床面 10~20cm 左右，坚持 5~10s。然后改变侧卧方位，换另一腿做抬腿运动。两腿交替进行，各做 20~30 下，每日 2~3 次。

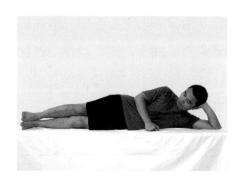 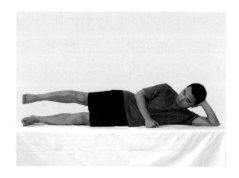

4. 坐位夹物运动

患者坐在床上或地板上，将
一个小桶或者篮球置于两条腿的
中间，用力夹 5~10s 后放松。做
20~30 下，每日 2~3 次。

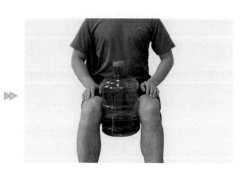

（六）缓解下肢水肿的运动

下肢水肿、僵硬等症状是由于血液循环不畅，回流受阻引起的。下
肢水肿会导致下肢笨重、运动不畅，不能久站、久行，甚至会疼痛难耐。
通过抬高下肢和肌肉收缩的方法可以促进下肢体液回流，缓解水肿。

1. 利用毛巾的拉腿运动法

长时间站立工作出现腿部
疲劳、水肿的人，可以借助毛
巾来调整。

操作方法：患者闭目仰卧，
深呼吸，然后一边用鼻子吸气，
一边抬高一条腿，用毛巾从脚

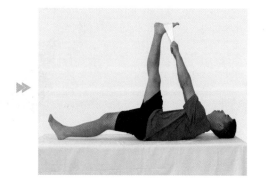

心套住抬起的脚，两手抓住毛巾的两端，然后双手向下拉毛巾。脚在被拉向胸部的方向，腿后侧的肌肉呈紧绷感即可。注意，这个动作的过程中膝关节不要打弯，保持此姿势 15s。最后，一边吐气，一边放松身体，弯曲膝关节，放下脚，左右脚交替进行 2 次。

2. 仰卧运动脚踝

对于长期坐在办公室办公的人产生的下肢水肿，可以使用仰卧运动脚踝的方法来消除。操作方法：患者仰卧，双脚并拢，手掌朝下。保持这个姿势，从口中慢慢吐气；然后一边用鼻子吸气，一边将左脚垂直抬起。再一边吐气，一边将左脚的脚跟向上突起；接着，边吸气边伸直脚尖，缓慢地来回重复相同的动作 4 次；最后，边吐气，边将左脚慢慢地放下；左脚结束后，换右脚，也反复进行 4 次交替运动，左右脚来回交替运动 2 次；最后，两脚同时抬高，运动脚踝 4 次。每日 2 组。

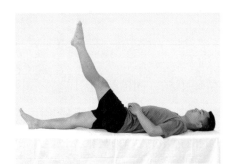
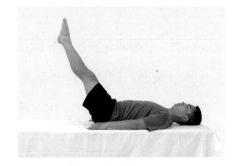
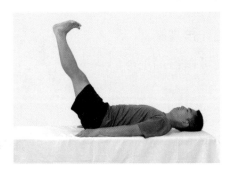

（七）预防膝关节肌肉萎缩的运动

各种原因引起的膝关节疼痛往往会使患者害怕运动、减少运动，时间长了会导致肌肉萎缩。为了预防下肢肌肉萎缩的发生，我们可以常做以下的运动进行预防。

1. 下蹲运动

人体在下蹲和起立的过程中，下肢肌肉可以得到很好的锻炼。方法是：患者手扶家具、墙壁等，双膝缓慢做下蹲运动，直至双膝屈曲的极限位置，然后慢慢的起立，直至双膝完全伸直，反复进行。每日 2~3 次。但需要注意，如下蹲过程中出现疼痛或不适感，要停止练习。

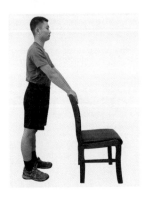 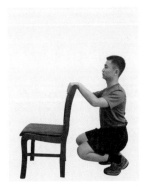

2. 抗阻力运动

坐在床边或者椅子上，小腿伸出，让患侧腿的膝关节伸直，使大腿和小腿保持在一条直线上，然后放松肌肉，让小腿自然下垂至 90°。然后再通过大腿肌肉的收缩带动膝关节和小腿再次伸直，达到锻炼的目的。力量逐渐加强后，可以在小腿上挂上 2~4kg 左右重的沙袋，以增强阻力。

3. 被动运动

对于下肢肌力已经很弱，自己运动有困难的人，可以通过他人的帮助进行被动运动。

操作方法：患者平卧在床上，治疗者一手扶住患者膝关节，一手握住患者踝关节，用力伸曲膝关节，反复持续地进行 5~10min。刚开始治疗时患者可能会出现疼痛不适感，随着锻炼时间的延长，膝关节功能与肌肉力量会持续改善，疼痛会逐渐缓解。

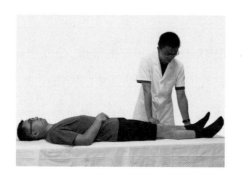 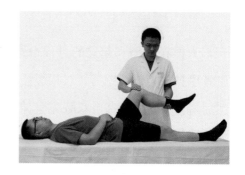

核心肌群评估与训练

核心肌群的定义与重要性

核心肌群的定义

　　核心肌群指的是位于腹部前后环绕着身躯，负责保护脊椎稳定的重要肌肉群。虽然目前国内外对人体核心肌群的定义各不相同，但是对核心肌群的归类却有着较为一致的划分：位于腹部和脊柱附近的大肌肉即为核心肌肉，从上到下包括膈肌、竖脊肌、腹直肌、腹外斜肌、腹内斜肌、腹横肌、腰方肌、髂肌、腰大肌、臀大肌等肌肉群。

核心肌群的分布

1. 浅层核心肌群

　　浅层核心肌群主要包括：腹内外斜肌、腹直肌、腰方肌、背部伸肌群及臀肌等。它们大多是大肌群，主要功能是控制脊柱的动作，它们都比较大、比较长，虽然不直接接在脊柱上，但当它们收缩时，躯干就会前弯、后仰、左右扭转。

2. 腰—骨盆—髋关节肌群

腰—骨盆—髋关节肌群包括 29 块肌肉，都位于人体的核心部位，这些肌肉在人体运动中起到稳定、传导力量、发力、减力等作用，另外这部分肌群对于人体在移动过程中保持平衡也有重要的意义。

3. 深层核心肌群

深层核心肌群包括多裂肌、腹横肌和膈肌，它们是稳定核心的关键。深层核心肌群保护脊柱的模式是：当腹肌收缩时，会拉动筋膜而带动多裂肌做协同收缩，其结果就是增加腹部的张力，以支撑脊柱。除了横向肌肉收缩外，在腹部上方的横膈肌和骨盆底面的肌肉群也缺一不可。

核心肌群的主要作用

1. 稳定脊柱、骨盆。
2. 提高身体的控制力和平衡力。
3. 降低能量消耗。
4. 预防运动中的损伤。
5. 提高身体变向和位移的能力。
6. 提高上下肢动作的协调与效率。
7. 提高运动时由核心向四肢及其他肌群的能量输出。

核心力量

核心力量是指腰椎周围的肌肉所能达到的控制人体重心、稳定人体中心部位，使上下肢的力量传递达到最大化的能力。就像两个鸡蛋，一个生，一个熟，拿相同的力量使它们旋转，熟鸡蛋转的时间总比生鸡蛋长久。

这是因为生鸡蛋内部的液态结构核心力量差，损失了很多能量。但核心力量也并不仅仅单指肌肉力量那么简单，它讲究刚柔并济，不但要突出力量，还要突出协调，才能使人体维持在一个稳定安全的运动状态。

核心力量的概念主要运用在训练领域，最终目的是要通过增加腹部肌肉的收缩力来增强机体产生力量的能力。核心力量训练还能促进人体循环系统功能，人体的循环系统由心脏、血管和淋巴管组成。动力器官是心脏，运输器官是血管，而具有防御功能的则是淋巴系统。循环系统的主要功能就是为机体的细胞提供能量和运输代谢产物。研究表明核心力量的增强对循环系统功能有着显著的提升作用。对于军事体能的提高，我们要偏重核心力量的训练，它既能增强肌肉强度，又能提高心肺功能，两者相加共同促进运动能力的提升。核心力量总结见下图。

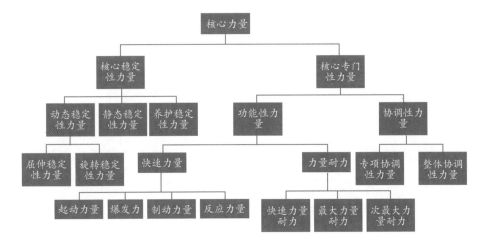

核心稳定性

核心稳定性是指通过骨盆来控制躯干的姿势和运动以使能量产生、传递、控制以及身体终端的运动达到最优化的一种能力。

核心稳定性主要运用于康复领域，它关系到脊柱的稳定性。很多训练伤的发生都与核心稳定性差有关，特别是腰痛相关疾病。腰痛形成原因十分复杂，国内外许多医学专家认为，核心区肌肉力量薄弱以及核心稳定性失调是发病的主要原因。在核心区肌肉力量下降以及稳定性失调的情况下会引起腰椎稳定性失调和生理弧度改变。腰椎节段的脊柱结构和相关附着的肌肉对腰椎的稳定性和生理弧度可产生重大影响。腰部前后屈肌、伸肌的肌力大小是决定腰椎主动稳定性的重要因素。大量腰痛病患者的腰部屈伸肌力下降，其中以伸肌的肌力下降最为严重，这样就会导致腰部前后肌力失衡。当腰椎肌源性稳定力减退，就会引发腰椎稳定性下降、腰骶关节失稳。腰椎部的拮抗肌、主动肌、离心肌力、向心肌力相互之间达不到平衡易造成腰部长期劳损，疼痛经久不愈，患者苦不堪言。在针对慢性腰痛患者的药物以及传统康复治疗手法的同时，还应加强核心稳定性的训练，尽可能避免因肌力失衡引起的慢性腰痛。

稳定性训练的作用包括：增强机体本体感觉功能、提高能量的输出、减少能耗、改善机体的协调与灵活性、保持正确的身体姿势和重心、优化动作姿势、建立完整的运动链、为四肢运动提供支点、预防运动损伤的发生。核心力量稳定性的训练能建立一个强有力的核心肌群，这些肌群在运动过程中可加固稳定躯干，也可以把来自各个方向的力量有效传递到另一个方向。核心稳定训练可以充分调动神经肌肉控制系统，提高核心肌群力量，为更好完成动作打下坚实的基础。

核心肌群的重要性

核心稳定性分为动态稳定性、静态稳定性。这是由不同运动项目的各自特点所决定的。动态稳定主要是为动作的产生和控制提供保护，它包括局部肌耐力，关节周围组织的柔韧性、协调性、敏感性。静态稳定性是指机体做成某种动作后，对其姿势和平衡状态的维持。

核心肌群作为人体运动的支点与传输中枢，它对于人体的各项运动都有着不可或缺的作用。运动能力的强弱首先取决于机体是否有良好的核心力量。核心肌群的锻炼是几乎所有体育运动的重点，一个人无论看起来有多么强壮，如果其核心肌群薄弱，那终究只是个空架子。如果核心肌群没锻炼好，其他部位再怎么锻炼，整个人看起来还是姿势不正、弯腰驼背。核心力量的提升可以提高运动机能、增强躯干以及骨盆的稳定性、优化机体的平衡性、提高控制能力、使力的输出达到最大化、减少运动损伤的产生、节省能量消耗、增加大小肌群的训练效果。

核心力量的测试

通过上述内容我们可以了解到，核心肌群的强度与稳定性不但关系到人体运动能力的强弱，核心肌群力量薄弱还是引起颈肩腰腿疼痛相关疾病的重要因素。为了针对核心肌群展开有针对性且科学的训练，如何进行科学、有效的评估就成了当务之急。以下将介绍几种核心力量的测试方法，用来评估、引导核心训练。

躯干稳定俯卧撑

1. 测试目的

躯干稳定俯卧撑是一种特殊的单次俯卧撑练习，主要反映核心稳定性。其目的并非用来评价受试者上肢力量的大小。良好的躯干稳定俯卧撑动作要求受试者不借助脊柱和髋部运动来独立完成该动作。

在该项测试中，常出现伸展和旋转等代偿动作。这些代偿动作会揭示受试者在完成俯卧撑时上肢及躯干的发力顺序。躯干稳定俯卧撑动作可测试受试者在上身闭合运动链中，脊柱是否稳定在同一矢状面的能力。

2. 测试说明

受试者俯卧，两臂伸展过头顶。男性受试者和女性受试者的初始姿势不同。男性受试者双手拇指放在前额顶端，而女性受试者双手拇指放在下颌位置。然后根据评分标准，将拇指下移到下颌或肩膀位置。双膝完全伸展，双脚并拢呈中立位，脚掌与地面垂直。

要求受试者以此姿势完成一次俯卧撑。身体应当整体被推起，测试过程中脊柱不得左右摆动。若受试者不能以此姿势完成一个俯卧撑，则让受试者将双手下移，换至更轻松的姿势。

躯干稳定俯卧撑最多有三次测试机会。若受试者的动作有任何一方面未达3分标准，则让受试者将双手移至更轻松姿势，测试受试者能否达到2分标准。若受试者未达2分标准，则评为1分。

3. 测试口令

完成以下动作的过程中如果感到疼痛请告诉我。

（1）面朝下俯卧，双臂伸过头顶，双手与肩同宽（虎口与肩关节平齐）。

（2）双手下移，使拇指与额头（男性）或下颌（女性）平齐。

（3）双腿并拢，勾脚尖，双膝和肘抬离地面。

（4）保持躯干稳固，将身体整体推起做俯卧撑动作。

（5）您是否听明白这些指令了？

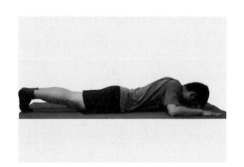 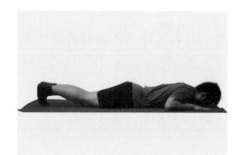

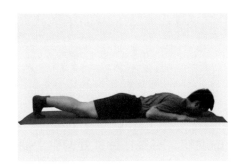
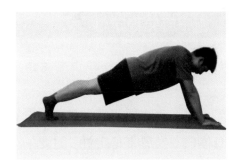

4. 测试要点

（1）受试者须将身体整体撑起。

（2）确保受试者每次完成动作时手部姿势不变，准备撑起时双手没有向下移动。

（3）确保胸部和腹部同时离地。

（4）如有需要，受试者有 3 次机会完成动作。

（5）如有需要，让受试者双手摆放在恰当位置，然后重复上述指令。

5. 躯干稳定俯卧撑评分标准

3分	（1）男性受试者完成拇指与前额顶端平齐姿势的 1 次动作。 （2）女性受试者完成拇指与下颌平齐姿势的 1 次动作。 （3）受试者将身体整体撑起，脊柱未弯曲。
2分	（1）男性受试者完成拇指与下颌平齐姿势的 1 次动作。 （2）女性受试者完成拇指与锁骨平齐姿势的 1 次动作。 （3）受试者将身体整体撑起，脊柱未弯曲。
1分	（1）男性受试者无法完成拇指与下颌平齐姿势的 1 次动作。 （2）女性受试者无法完成拇指与锁骨平齐姿势的 1 次动作。
测试过程中出现疼痛则受试者该项评分为 0 分。	

躯干旋转稳定性

1. 测试目的

躯干旋转稳定性动作要求受试者通过上下肢协同运动来检查骨盆、身体核心及肩带稳定性。这是一个综合的动作，需要保持良好的躯干能量传递能力以及神经肌肉控制能力。

该测试有两个意义。它能展示冠状面和矢状面上的躯干稳定性能力，并反映基本攀爬动作中躯干灵活性和稳定性的协调作用。

2. 测试说明

受试者四肢着地，在受试者的双膝与双手之间放置测试板。脊柱与板平行，双侧肩、髋关节与躯干呈90°，双脚勾脚尖，脚掌与地面垂直。

在开始运动前，双手张开，双手拇指、双膝、双脚均与板接触。受试者收肩，同时伸展同侧肘和膝关节，然后将肘关节与膝关节相互触碰，并保持身体与板对齐。允许受试者将肘关节和膝关节靠拢时脊柱弯曲。

两侧肢体均需测试，如有需要，两侧最多有3次机会。成功完成1次动作后无需再重复。

若受试者未能达到3分标准，则要求受试者完成1次对侧模式测试，即使用对侧的肩和膝触碰完成上述动作。在对侧模式中，肘关节与膝关节伸直时与地面平行，触碰时应在测试板上方。

3. 测试口令

完成以下动作的过程中如果感到疼痛请告诉我：

（1）双手双脚横跨测试板，双手置于双肩正下方，双膝置于髋正下方。

（2）双手拇指、双膝、双脚脚趾必须与测试板侧面接触，勾脚尖。

（3）同时将右手向前伸展，将右腿向后伸展，感觉自己正在飞行。

（4）右侧肢体不要着地，将右手肘与右膝直接放在测试板上。

（5）恢复至伸展姿势。

（6）您是否听明白这些指令了？

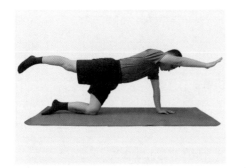
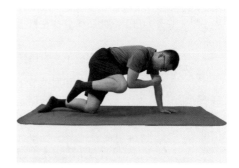

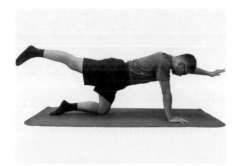
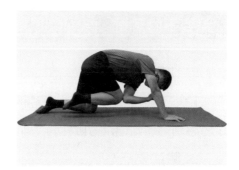

4. 测试要点

（1）若受试者无法完成同侧肢体动作，则指示受试者完成一个对侧模式，以便观察是否达到 2 分标准。

（2）测试评分中的左、右依活动上肢左、右侧而定。

（3）确保同侧肢体保持在板上方测评为 3 分。

（4）对侧膝关节和肘关节必须在板上方触碰才可评分为 2 分。

（5）确保动作开始时脊柱平坦，髋、肩与躯干成 90°。

（6）左右两侧的动作均需测试。

5. 躯干旋转稳定性评分标准

3分	（1）正确完成1次同侧动作。 （2）同侧肢体保持在板上方。
2分	（1）正确完成1次对侧运动。 （2）异侧膝盖和肘关节于板上方接触。
1分	无法完成对侧动作。
测试过程中出现疼痛则受试者该项测试评分为0分。	

跪姿下腰测试

1. 测试说明

跪姿下腰测试用来检查脊柱的弯曲程度。观察受试者疼痛反应，如受试者感到疼痛则记录为阳性(＋)，同时将整个旋转稳定性测试评分记为0分。

2. 测试要点

（1）四肢着地，将髋部向脚跟移动。

（2）胸部缓慢下沉尽量贴近大腿，双手尽可能向身体前方伸展。

（3）询问受试者是否感觉到疼痛。

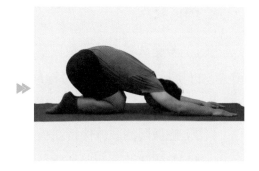

伏地起身测试

1. 测试说明

观察受试者疼痛反应，如受试者感到疼痛则记录为阳性（+），同时将整个躯干稳定俯卧撑测试评分记为 0 分。

2. 测试要点

（1）腹部贴地俯卧，双手置于肩膀下，掌心朝下。

（2）身体下部不动，双肘慢慢挺直，尽力使胸部远离地面。

（3）询问受试者是否有疼痛。

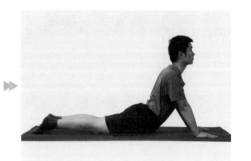

仰卧起坐进阶

1. 测试说明

本测试用于观察受试者用于抬举上肢的部分腹部肌群力量。

第一级：受试者平躺，双腿弯曲，两臂平放于身体两侧，靠腹部力量抬起上半身，无法通过第一级记为 0 分，如果受试者能够很标准地完成动作，则进入第二级。

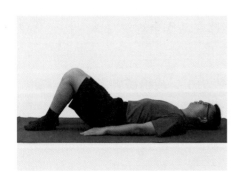
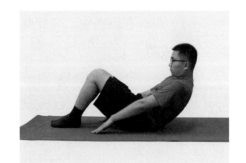

第二级：受试者平躺，双腿贴地，双手伸直置于股前，靠腹部力量抬坐起上半身，如果受试者能够通过第二级，则可尝试第三级。

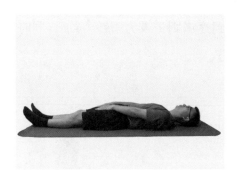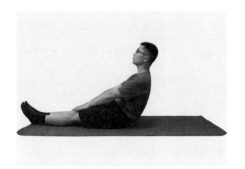

第三级：受试者平躺，双腿贴地，双臂伸直抬举过头顶平放于地面，靠腹部力量抬坐起上半身。

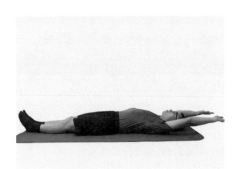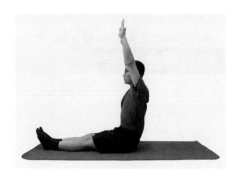

达到第一级记 1 分，达到第二级记 2 分，达到第三级记 3 分。

2. 测试要点

（1）在所有级别中，只有受试者能够在动作全程对身体保持充分控制，才算成功。

（2）测试过程中不得制造动力（爆发力），或抬高脚跟，使其离地，或者利用突然启动的方法突破黏滞点，这是不合格的。

反向卷腹进阶

1. 测试说明

本测试用于观察受试者用于移动下肢的部分腹部肌群力量。本测试由第三级开始测试，完成则得 3 分，不通过进入第二级；第二级完成得 2 分，不通过进入第一级；第一级完成得 1 分，不通过记 0 分。

第三级：受试者摆出反向卷腹起始动作，双手握一根木棍（或扫帚柄、杠铃杆），手臂伸直，使木棍正对下巴，抬起髋部，使双膝接触胸部。

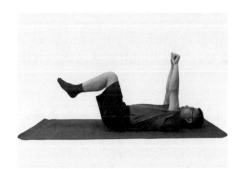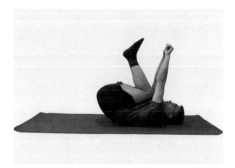

第二级：受试者摆出反向卷腹起始动作，双臂伸直抬举过头顶平放于地面，抬起髋部，使双膝接触胸部。

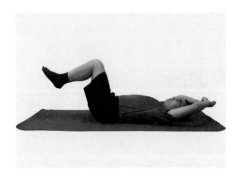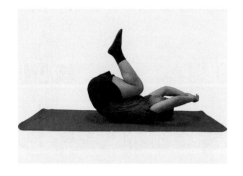

第一级：如果受试者无法以标准动作完成第二级，这一次仍然做第二级动作，但双手需握住一个实心球或哑铃，且其重量不超过体重的 10%。

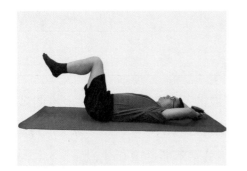
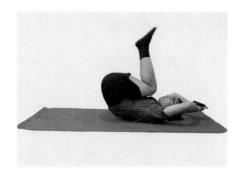

2. 测试要点

（1）在所有级别中，只有受试者能够在动作全程对身体保持充分控制，才算成功。

（2）测试过程中不得制造动力（爆发力）或者利用突然启动的方法突破黏滞点，这是不合格的。

（3）第一级和第二级的测试中，受试者的双手应当尽量贴近地面，抬起超过地面 15cm 为不合格。

通过以上测试，得 3 分说明该测试区域核心肌群力量很出色；得 2 分说明该测试区域核心肌群通过其他组织部位的辅助代偿可以满足日常训练、运动的需求；而得 1 分或者 0 分则说明该测试区域核心力量偏弱或者存在病理性问题，需要进行针对性训练甚至专科检查治疗。

核心肌群的训练

仰卧屈膝抬腿练习

1. 训练目的

以腹直肌、腹横肌为主的核心肌群锻炼，可增强核心肌肉、屈髋肌及伸膝肌的力量。

2. 训练步骤

（1）平躺在地面上，屈髋、屈膝，双手放置后背腰部正下方。

（2）双脚勾起，将脚抬离地面，直至臀部和膝关节弯曲至90°，使小腿与地面平行，大腿与躯干垂直。

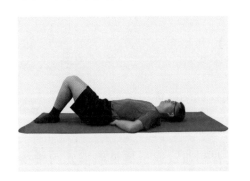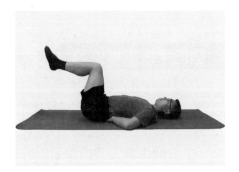

（3）保持上身不动，腹部收紧，缓慢伸直双腿，并坚持该动作3s。

（4）保持上身不动，腹部持续紧张，将双腿缓慢回收至膝关节90°位置。

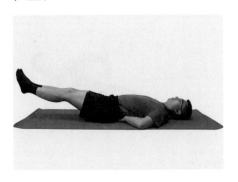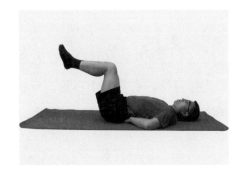

（5）重复该动作1min，回至起始动作。

3. 动作要领及防伤要点

（1）动作过程中，肩关节和颈部保持放松，保持中立位，以防拉伤颈部肌肉，损伤颈椎。

（2）第二个动作注意踝关节背屈（勾脚尖），两侧膝关节并拢夹紧，防止扭伤腰部。

（3）动作过程中，腹部紧张，收腹，尾骨卷起，争取垂直向上，以达到腹部肌肉锻炼的目的。

（4）在锻炼过程中，注意屏住呼吸，集中精力，以达到锻炼目的。

（5）背部扭伤、疼痛，髋关节损伤、疼痛，不要进行此项练习。

侧向平板支撑练习

1. 训练目的

主要锻炼髋关节内收肌、外展肌及背阔肌。通过肩带肌群发力维持脊柱的稳定，可锻炼腹直肌、腹内斜肌、长收肌、胸大肌、胸小肌、肱三头肌、臀中肌，从而达到锻炼目的。

2. 训练步骤

（1）身体呈左侧卧位，左肘部支撑身体，右掌撑于右胯，双腿伸直脚踝部交叉，收紧腹部肌肉。

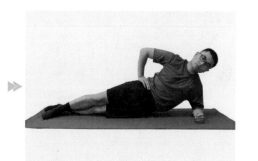

（2）左肘撑地将身体抬起，使得髋关节抬离地面，头、脊柱、两膝中心和两踝中心呈一条直线。

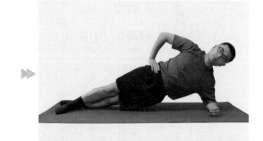

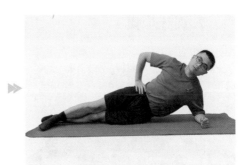

（3）慢慢将髋关节放下，回到中立位，重复做上述动作持续1min。

（4）换右侧重复该动作。

3. 动作要领及防伤要点

（1）做此动作时，髋关节应当尽可能抬高以减少施加在支撑手臂上的压力，防止损伤肘关节、肩关节。

（2）注意肩部位置，切勿耸肩，否则肩部承受的压力过大，会造成损伤。

（3）如有肩袖损伤、颈部损伤或疼痛者，不建议做此动作，以防疾病加重。

单腿背桥练习

1. 训练目的

本训练目标为增强伸髋肌、腹肌力量。主要练习肌肉为：腹直肌、股内侧肌；可以练习到的肌肉为：臀中肌、臀大肌、腹横肌、腰方肌、股二头肌、髂腰肌、股直肌、缝匠肌、阔筋膜张肌、耻骨肌、长收肌、股薄肌。

2. 训练步骤

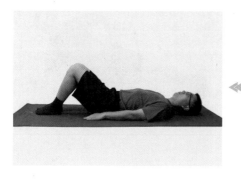

（1）身体呈仰卧位，两臂伸直外展45°放于身体两侧，手指伸直，屈髋、屈膝、两脚全脚掌着地。

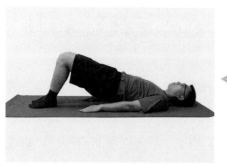

（2）臀部发力，使髋关节和脊柱抬离地面，直到身体与膝关节、髋关节和肩关节呈一条直线，使肩膀和两脚支撑身体的重量。

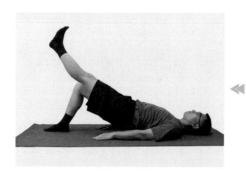

（3）保持膝关节屈曲角度不变，臀部仍然向上，将左腿缓慢伸直，直至躯干和大腿平齐，保持5s。

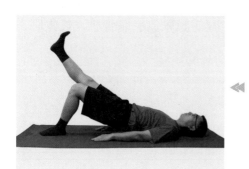

（4）放下左腿，恢复至动作（2）。

（5）向上抬起右腿，缓慢伸直，直至躯干和大腿平齐，保持5s。

（6）放下右腿，恢复至动作（2）。

（7）双腿交替轮流做此动作，重复操作 5~6 次。

3. 动作要领及防伤要点

（1）向上抬腿时注意背部用力，头颈部放松，防止颈部肌肉过度紧张而受伤。

（2）动作（3）（5）注意保持骨盆稳定，不要倾斜或旋转，核心肌群发力，保持动作标准，预防腰部损伤。

（3）练习过程中，保持躯干稳定，背桥姿势后，如支撑不住可降低至起始位置休息 3~5s，防止髋关节损伤。

（4）髋关节向上过程中，身体重心切忌向头颈部移动，避免重心落到颈部，造成损伤。

掌膝交替撑地

1. 训练目的

本动作训练目标为增强核心稳定性、骨盆稳定性，提高伸髋肌群及腹内斜肌、腹外斜肌力量。此动作主要训练腹内斜肌、股二头肌和大收肌，但也可对以下肌肉进行训练：臀大肌、臀中肌、三角肌、大收肌、腹直肌、腹横肌、腹内斜肌、阔筋膜张肌、长收肌及股直肌。

2. 训练步骤

（1）双手和双膝着地，分开距离与肩同宽，腹部肌肉收紧。

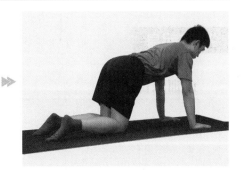

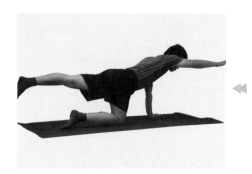

（2）保持身体呈一个平面，慢慢抬起右手同时抬起左腿，直到两者与地面平行，且与身体形成一个平面，保持5s。

（3）恢复到起始位置。

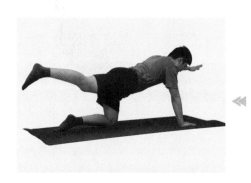

（4）慢慢抬起左手同时抬起右腿，直到两者与地面平行，且与身体形成一个平面，保持5s。

（5）左右交替训练，重复以上动作，时间1min。

3. 动作要领及防伤要点

（1）做动作时注意骨盆不要前倾、后倾和旋转，保持稳定，避免腰部损伤。

（2）避免训练过程中塌腰，腰部、腹部保持紧张收缩状态，以维持躯干稳定。

（3）有腕管综合征、腰背痛、跪位膝关节疼痛者避免此项锻炼。

V字起身

1. 训练目的

锻炼腹部和髋部屈肌，同时增强躯体平衡性。

2. 训练步骤

（1）仰卧位，手臂放在地上外展 45°，掌心向下。下巴收起来，头离地 1~2cm。

（2）抬起伸直的腿和躯干，形成 V 型姿势。

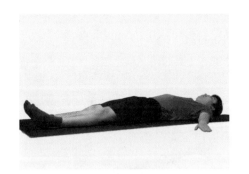 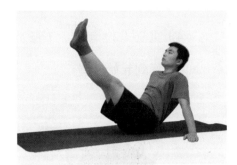

（3）回到起始位置。

（4）重复上述动作。

（5）回到起始位置。

3. 动作要领与防伤要点

（1）在起始位置时，要收紧腹部肌肉，使骨盆倾斜，背部朝地面倾斜。

（2）做步骤（2）时，膝关节要伸直。

（3）做步骤（3）时，在控制状态下把腿放低，不能猛然落地，防止伤到脚。

（4）为了保护脊柱，一定要把腿和躯干挺直，上升到 V 型位置。

单腿俯卧撑

1. 训练目的

这个练习增强了胸部、肩膀、手臂和躯干的肌肉力量。在保持适当的躯干位置的同时抬起一条腿，有助于提升躯干稳定性。

2. 训练步骤

（1）起始位置为前倾位。

（2）弯曲肘部，降低身体，直到上臂平行于地面，同时将左腿抬离地面8~10cm。

（3）回到起始位置。

（4）重复（2）动作，右腿离地8~10cm。

（5）回到起始位置。

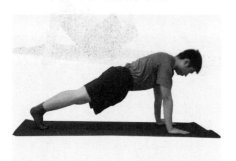 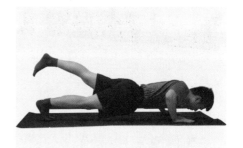

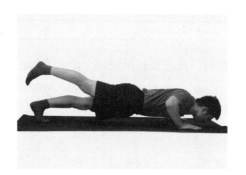

3. 动作要领与防伤要点

（1）请勿在训练步骤（1）（3）提升腿部，以免动作过程损伤手关节。

（2）也请勿将腿抬高至高于下肢平面与躯干直线对齐的位置，避免过伸，否则可能对背部造成不必要的压力，损伤腰背部肌肉。

仰卧骑车

1. 训练目的

增强腹部肌肉力量及躯干的旋转控制力。

2. 训练步骤

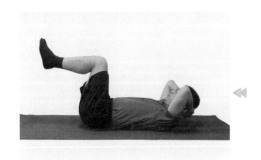

（1）起始位置为双手手指交叉放于头后，仰卧位。髋部，膝盖和脚踝呈 90° 弯曲，小腿平行于地面，头部离开地面。

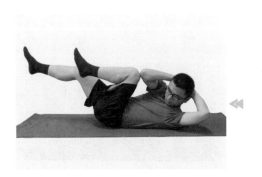

（2）将左膝盖向胸部弯曲并将躯干向左旋转，试着用左大腿接触右肘。随着左膝抬起，右腿伸展。

（3）回到起始位置。

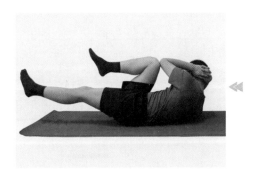

（4）将右膝盖向胸部弯曲并向右旋转身体，尝试用右大腿接触左肘。当右膝抬起时左腿伸展。

（5）回到起始位置。

3. 动作要领与防伤要点

（1）在起始位置，确保双手放在后脑勺，不要放在脖子上。

（2）在整个运动过程中保持腹部不动。

（3）做（2）和（4）的动作时，尝试完全伸出一条腿，同时另一条腿的膝盖靠近手肘。

（4）在第（1）和第（3）点上，不要猛拉脖子或拱起背部以使其处于上方位置。

陆地游泳

1. 训练目的

增强腰部和肩部的肌肉力量，同时促进四肢的协调。

2. 训练步骤

（1）起始姿势为俯卧，手臂伸展，掌心朝下，脚趾指向后方。

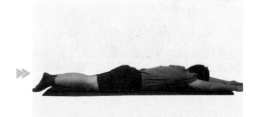

（2）左臂和右腿抬高 5~10cm，背部微微拱起，眼睛向前看。

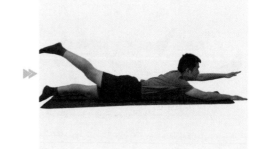

（3）返回起始姿势。

（4）抬起右臂、左腿，使其离地 5~10cm，背部稍微拱起，眼睛向前看。

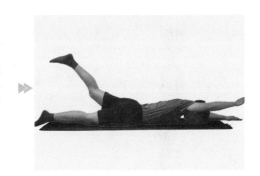

（5）返回起始姿势。

3. 动作要领与防伤要点

（1）在起始姿势和整个运动过程中，保持腹部和臀部肌肉的紧绷。

（2）在做步骤（2）动作时，应稍微抬起头，眼睛向前看。

（3）在整个练习过程中保持脚面绷直。

（4）不要直接从步骤（2）的动作到步骤（4）的动作。

下蹲弯腰

1. 训练目的

增强力量、耐力，以及腰背部和下肢的稳定性、灵活性。

2. 训练步骤

（1）起始位置为双手叉腰站立。

（2）下蹲，腰部略前倾，头部向上，背挺直，双臂向前伸展，双臂与地面平行，手掌向内。

（3）起立，恢复到起始位置。

（4）向前弯腰，双手伸直，手掌向内伸向地面。

（5）起立，返回起始姿势。

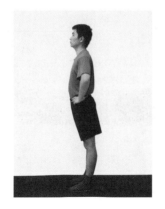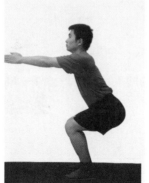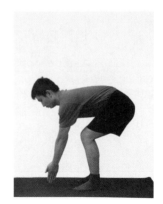

3. 动作要领及防伤要点

（1）在做训练步骤（2）动作时，肩部、膝盖和脚踝对齐，脚后跟着地，背部挺直。

（2）在做训练步骤（4）动作时，向前弯曲，保持头部和脊柱水平，膝盖弯曲，保持背部直立且与地面平行。

（3）这项训练需节奏缓慢。在做动作时，膝盖应超过脚趾，使膝盖压力增加。

（4）在做弯腰动作时应缓慢进行，核心肌群也应适度用力，避免腰部损伤。

单腿横跨

1. 训练目的

锻炼髋部和下背部肌肉的柔韧性。

2. 训练步骤

（1）起始姿势为仰卧位，手臂横向伸展，掌心向下，头部着地。

（2）将身体向右转，左膝弯曲至90°，右手抓住左膝外侧，向右拉。

保持姿势 20~30s。

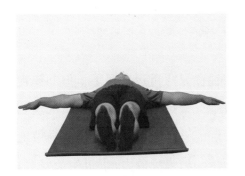 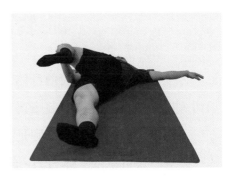

（3）回到起始位置。

（4）将身体向左转动，右膝弯曲成 90°，左手抓住右膝外侧，向左拉。保持姿势 20~30s。

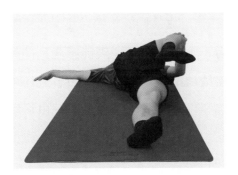

（5）回到起始姿势。

3.动作要领及防伤要点

（1）在起始姿势中，双臂伸直且与躯干保持 90°。

（2）手指尽量伸直。

（3）在动作（2）中，保持左侧的肩、手臂和手在地上。

（4）在动作（4）中，保持右侧的肩、手臂和手在地上。

（5）在整个训练过程中，头部始终保持在地面上。

训练疲劳的恢复

为了有一个健康强壮的身体，人们往往只注重运动锻炼，但却忽视了训练后的恢复。身体的健康要有张有弛，锻炼是提升身体素质的主要方法，而训练后疲劳的恢复则是人体锻炼能够续航的根本。优质高效地解除疲劳不仅可以恢复体力，还能保护大脑、增强免疫力、促进生长发育、延缓衰老、恢复精力。以下从四个方面来介绍疲劳恢复的方法，供大家参考。

放松活动

在训练和劳动后不管是否出现主观能感受到的疲劳，我们都应该立即做放松活动。放松活动不仅仅能消除疲劳，它还可以使心血管系统、呼吸系统、神经系统和内分泌系统等各种系统由运动状态恢复到正常工作状态，增强机体的适应性，是一种有效的主动恢复手段。

1. 手臂头上拉伸

（1）**动作目的**　拉伸肩部，增强手臂、肩部和躯干的柔韧性。

（2）**动作步骤**

①双手叉腰站立，两脚分开与肩同宽；

②抬起右臂，右手放在头后，用左手抓住右肘，向左拉伸，身体向左倾斜，保持姿势 20~30s；

③恢复准备姿势；

④抬起左臂，左手放在头后，用右手抓住左肘，向右拉伸，身体向右倾斜，保持姿势 20~30s；

⑤恢复准备姿势。

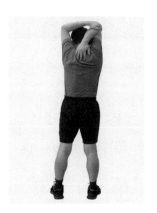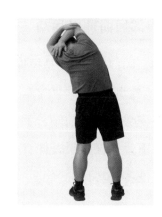

2. 后方弓步压腿

（1）**动作目的**　促进平衡，拉伸臀部和躯干，增强腿部力量，改善髋部和踝关节的柔韧性。

（2）**动作步骤**

①双手叉腰站立，两脚分开与肩同宽；

②用左脚向后蹬地，用脚趾触地；

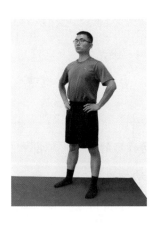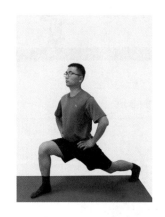

③回到起始位置；

④用右脚重复②的动作；

⑤恢复起始姿势。

3. 腰腹部屈曲伸展运动

（1）**动作目的**　主要是拉伸髋部屈肌、腹肌，增强柔韧性。

（2）**动作步骤**

①准备姿势，身体前倾，手掌和脚尖撑地；

②腰部下垂，保持手臂伸直，向上看，保持姿势 20~30s；

③恢复准备姿势；

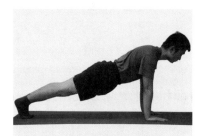

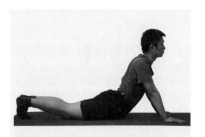

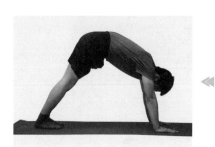

④微微弯曲膝盖，抬高臀部，把腿伸直，双脚并拢用脚跟触地，将头部和手臂相一致，与身体形成一个"A"字形，保持这个姿势 20~30s；

⑤恢复准备姿势。

4. 大腿伸展

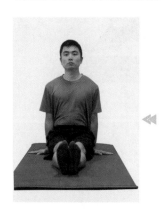

（1）**动作目的**　增强腿部和髋部柔韧性。

（2）**动作步骤**

①坐位，手臂位于身体两侧，手掌着地。

②右倾身体，把右前臂放在地面上，手臂垂直于胸部，用右手握拳撑于地面，用左手抓住左脚踝，把左脚跟向臀部拉，然后把整个腿向后拉，用右脚的脚后跟将

左大腿推到后侧，保持这个姿势 20~30s；

③恢复准备姿势；

④左倾身体，把左前臂放在地面上，手臂垂直于胸部，用左手握拳撑于地面，用右手抓住右脚踝，把右脚跟向臀部拉，然后把整个腿向后拉，用左脚的脚后跟将右大腿推到后侧，保持这个姿势 20~30s；

⑤恢复准备姿势。

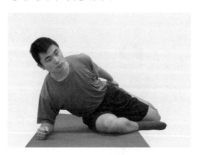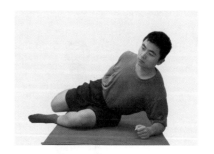

5. 敲腰骶

（1）**动作目的**　放松腰骶部肌肉。

（2）**动作步骤**

①单手握拳，置于骶尾，左右手交替敲打 10 下，再沿着脊柱依次向上交替敲打直至上腰部，每个部位 10 下，如此重复 5 次；

②双手握拳，置于骶尾两侧，同时敲打 10 下，再沿着脊柱依次向上敲打直至上腰部，每个部位 10 下，如此重复 5 次；

③双手握拳，同时敲打环跳穴 50~100 次。

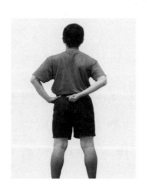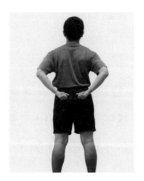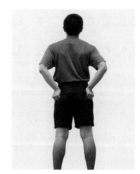

6. 揉腹

（1）动作目的　缓解腹部肌肉酸痛，促进乳酸吸收。

（2）动作步骤

①手掌相叠，右手在下左手在上，以肚脐为中心，逆时针揉腹50次；

②手掌相叠，右手在下左手在上，以肚脐为中心，顺时针揉腹50次；

③手掌相叠，右手掌根置于剑突处，向下推至耻骨联合，共推50下。

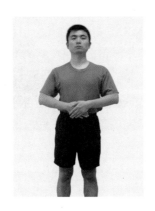 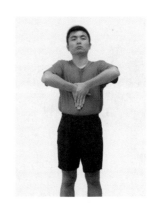

补充睡眠

充足规律的睡眠是消除疲劳最好的方法。人体在睡眠时大脑皮质的兴奋性最低，机体的合成代谢最旺盛，有利于体内能量的蓄积，同时也利于体内乳酸、代谢废物的排除。由于人体器官的代谢旺盛点是与生物钟息息相关的，所以作息一定要规律，切忌熬夜，不然无法达到高质量的睡眠效果。

1. 睡眠的阶段和过程

根据睡眠深度不同，一般将每个睡眠周期分为 NREM 睡眠 1 期（入睡期）、NREM 睡眠 2 期（浅睡期）、NREM 睡眠 3 期（中度睡眠期）、NREM 睡眠 4 期（深度睡眠期）、REM 睡眠期（快速动眼睡眠期）。

NREM 与 REM 交替出现，交替一次为一个睡眠周期，两种循环往复，每夜通常有 4~5 个睡眠周期，每个周期 90~110min。其中的中度睡眠期和深度睡眠期是深度睡眠阶段，入睡期、浅睡期和快速动眼睡眠期属于浅睡眠阶段。

（1）NREM 睡眠 1 期　　人对周围环境的注意力已经丧失，处于意识不清醒状态。

（2）NREM 睡眠 2 期　　人的全身肌张力降低，几乎无眼球转动。

（3）NREM 睡眠 3 期　　人的肌张力进一步受抑制。此时，受检者睡眠程度加深，不容易唤醒。

（4）NREM 睡眠 4 期　　人的肌张力低下，受检者处于深度睡眠，难被唤醒。

（5）REM 睡眠期　　人的自主神经不稳定，肌张力进一步降低，各种感觉功能明显减退，眼动活动显著增强。

2. 睡眠的生理功能

（1）保存能量；

（2）促进代谢产物排出；

（3）增强免疫功能；

（4）促进生长发育；

（5）增强学习记忆。

3. 如何保证有效的睡眠

（1）合理利用光照　　人体内有一种名为褪黑素的激素，它的功能是让我们想睡觉并在睡觉时恢复精力。它由光亮和黑暗来控制，光照不足可以使褪黑素的含量升高，这也就是为什么阴雨天人更想睡觉的原因。所以要想保证好的睡眠，白天我们应当多晒太阳，使褪黑素降低，保持活力；晚上应该尽量减少光源，使褪黑素含量增加，更容易进入深睡眠，提高睡眠质量。

（2）**加强运动锻炼**　运动锻炼可以加深机体的疲劳程度，使体温上升，白天的精神更好，晚上的睡眠更佳。

（3）**短时间睡眠恢复精力**　如果能够正确有规律的午睡，将会极大地增加白天的精力。进入深睡眠的时间大约为 45min，如果能把午睡时间控制在 30~45min 内，睡眠将主要处于第二阶段，对恢复精力有很大的作用。但如果超过 1h，进入深度睡眠的状态，又没有满足一个睡眠周期，从深睡眠状态醒来反而会觉得很困倦，还会影响晚上的入睡。

（4）**周末不要睡懒觉**　周末睡觉的安排应当和平时保持一样，这可以使体温周期保持稳定，不必周末补觉。因为人的身体有记忆，养成了规律的作息，如果经常改变睡眠习惯，体温变化就会不正常，要想达到优质的睡眠就很困难了。

（5）**过长的睡眠时间并无作用**　只有在睡眠的前 3、4 个小时里大部分时间才是深度睡眠，其余大部分睡眠都在第二阶段和 REM。过长的睡眠时间主要增加的是 REM 的时间，这对身体并没有很大的益处，所以要合理安排睡眠的时长。

（6）**睡前睡后都要喝水**　有实验论证表明，人在睡前睡后都会感觉口渴，想要喝水。这其实与人体的机能相关。睡眠时需要大量的水参与体内特别是大脑废物代谢的过程，而睡醒后体内消耗了大量的水也需要得到补充。合适的饮水量对于调节体温方面也有重要的作用，身体含水量高，控制体温也会更容易。

（7）**晚餐少吃，睡前少吃**　睡前不能吃太多东西，因为消化系统也是在睡眠时得到休整和恢复的。睡前吃太多食物会使消化系统负担过重，不但影响睡眠质量，还会造成消化不良等后果。

（8）**睡前泡个脚**　睡前泡个热水脚对于缓解脚部酸胀、疲劳，促进优质睡眠是非常有效的。泡脚时水面应当超过双脚踝，温度不宜过热，泡脚时间 20min 左右，期间水凉了应及时加热水调节水温。泡完脚后立即上床休息，即可获得高质量的睡眠。

（9）**正确的睡姿**　正确的睡姿对于优质的睡眠也很重要，躺睡、侧卧都可以，但要避免趴着睡。另外，枕头的高度也要适中，避免对气道的开放和颈椎造成影响。

及时补水、科学补水

水是生命之源，人体中 70% 都是水，可以说除了氧气，水是对于人体最重要的物质了。训练与劳动过程的方方面面都需要水的参与，所以说，及时补水是非常重要的一件事。但是在训练或劳动后由于口干而暴饮，有可能引起腹痛、胃胀等不适的感觉。所以科学地补水也是非常重要的。

1. 水的生理功能

（1）**水参与人体组织的构成**　水约占人体总重量的 70%，分为细胞内液和细胞外液两大部分。它们溶解人体内的各种营养物质和矿物质，是生理反应的载体；血液、淋巴液等人体内流动的液体，更是红细胞、免疫细胞的载体，通过循环支持全身各个器官的工作。水是人体最基础、最重要的物质。

（2）**水参与人体的代谢过程**　水是体液最重要的成分，从食物的消化与吸收到生物的氧化和运输，再到人体内代谢废物的排出，这些生理过程都需要水的参与。

（3）**水参与人体体温的调节**　水是体温调节的基础物质，血液在人体循环的过程中平衡体温，不会使人体产生局部温度过高的情况。而出汗则会散发大量的热量，人在休息静止时出汗少，运动时出汗多，这就是在通过出汗调节体温，从而使机体的温度保持在一个适合的点。

2. 训练、活动中如何科学地补水

（1）训练与重体力活动前15min，应饮用300~500ml水，以小口饮用为佳。虽然在运动前人不一定感觉口渴，但是这些水对于运动过程中代谢、出汗所损耗的水是一个积极的补充。对于一些消耗大的运动，提前补水是有积极健康意义的。

（2）训练和活动过程中，宜间隔20~30min补水150~200ml。科学的时间间隔补水，可以及时补充人体损失的水分，使人体血容量和内环境保持稳定，同时也不会增加心脏负担。运动过程中切忌一次性大量饮水，人体消化道吸收水的速率是有限度的，一次性大量饮水会使水大量积蓄在胃中，造成胃胀、胃痛，损伤消化道功能；同时，一次性吸收的水过度，也会使循环血量增加，心脏负荷加大，不但影响训练效率，长此以往还会诱发心血管疾病。

（3）训练和高强度的活动之后，需要在30min内补充含电解质的水150~200ml。这是因为大量出汗的同时人体会丢失很多电解质，单纯的补水可能会使电解质稀释，达不到参与生理功能所需要的溶度，从而引起心慌、气短、肌肉抽搐等各种症状，所以及时补充钠、钾、镁等电解质是非常重要的。

合理膳食

人体通过膳食获得营养与热量，训练的过程中消耗了大量的能量，训练后是否能够及时补充营养是解除疲劳的一个重要因素。膳食的缺乏与过剩都不利于人体的健康，合理的膳食才能提高身体的机能和训练水平。

1. 合理膳食的意义

（1）合理的膳食可以提供训练所消耗的营养物质，并且保证能源物质可以高效率地利用。

（2）肌纤维中糖原的水平与训练伤的发生密切相关，合理膳食的调节可以预防训练伤的发生。

（3）合理的膳食可以显著减轻训练后疲劳的程度或延缓其发生。

2. 合理膳食的要点

（1）膳食首先要满足训练的消耗量，使人能够保持适宜的体重和体脂，其次，在质量上要保证营养全面和配比适宜。

（2）一日三餐的热量摄入要有规划，一般早、中、晚三餐的热能以30%、40%、30% 的配比为宜。

（3）进食的速度应该以个人的消化功能而定，消化功能差的人一定要细嚼慢咽。

（4）尽量以高蛋白、低脂肪的食物为主，每日必需搭配足够的蔬菜和水果。

（5）食物在烹饪时要避免营养物质的流失与破坏，减少煎炸类食物的摄取，并做到色、香、味俱全，增加食欲。

（6）避免过量摄取食物，防止营养过剩的发生。

参考文献

［1］高海波，赵鹏.每天学点颈肩腰腿病速效自疗［M］.南京：江苏凤凰科学技术出版社，2015.

［2］杨中秋.图解颈肩腰腿痛速效疗法［M］.北京：中国古籍出版社，2017.

［3］范斌.图解足部穴位按摩速效疗法［M］.北京：中国古籍出版社，2017.

［4］范斌.图解手部穴位按摩速效疗法［M］.北京：中国古籍出版社，2017.

［5］唐佩福.军事训练科学与军事训练伤防治[M].北京:金盾出版社，2019.

［6］谭冠先.疼痛诊疗学［M］.北京：人民卫生出版社，2011.

［7］徐黎明，王文远.平衡针技术临床手册［M］.北京：科学出版社，2016.

［8］罗文，张云飞.超声引导下肌肉骨骼注射图解［M］.西安：世界图书出版西安有限公司，2018.

［9］李泉.外周神经阻滞与超声介入解剖：简装版［M］.北京：北京大学医学出版社，2016.

［10］闫永平，陈薇.临床流行病学［M］.北京：人民卫生出版社，2009.

［11］张宏.整骨技术图谱［M］.上海：上海世界图书出版公司，2019.

［12］夏蓉. 触诊解剖学图谱［M］. 郑州：河南科学技术出版社，2016.

［13］钱蕴秋. 超声诊断学［M］. 西安：第四军医大学出版社，2008.

［14］武建设. 老中医四季药膳［M］. 南京：江苏科技出版社，2019.

［15］李永来. 中华食疗大全［M］. 哈尔滨：黑龙江科学技术出版社，2011.

［16］胡献国，李春日. 中国膏药配方配制全书［M］. 沈阳：辽宁科学技术出版社，2014.

［17］张伯礼. 中医养生药浴篇［M］. 上海：上海世界图书出版公司，2019.